Professor Dr. med. Joachim Grifka

Nach dem Medizinstudium in Düsseldorf arbeitete der Autor zunächst in chirurgischen Kliniken in Düsseldorf und Kleve, bevor er an die orthopädisch-rheumatologische Klinik Ratingen wechselte. Von 1988 bis 2000 war er Oberarzt an der Orthopädischen Universitätsklinik Bochum, an der er sich 1993 habilitierte. 1999 erfolgte der Ruf auf den Lehrstuhl für Orthopädie der Universität Regensburg und die damit verbundene Leitung der Orthopädischen Universitätsklinik in Bad Abbach. Dort nahm er seine Tätigkeit im Juni 2000 auf.

Professor Grifka wurde mit verschiedenen Auszeichnungen deutscher und internationaler wissenschaftlicher Gesellschaften geehrt. Zum Thema der Arthrose hat er mehrere wissenschaftliche Abhandlungen verfasst. Die Alterungserscheinungen an Gelenken und Wirbelsäule sowie deren Behandlung, Verbesserung des Knorpelstoffwechsels, der Schmerztherapie und Operation stellen einen seiner Schwerpunkte dar.

Prof. Dr. Joachim Grifka

Die kleine Knieschule

Rowohlt Taschenbuch Verlag

3. Auflage Mai 2013

Originalausgabe
Veröffentlicht im Rowohlt Taschenbuch Verlag,
Reinbek bei Hamburg, März 2008
Copyright © 2008 by Rowohlt Taschenbuch Verlag GmbH,
Reinbek bei Hamburg
Lektorat Bernd Gottwald
Zeichnungen Matthias Wagner
Röntgenbilder Dr. V. Wiebe, Prof. Dr. O. Köster
Umschlaggestaltung ZERO Werbeagentur, München
(Foto: Milena Boniek / Getty Images)
Satz Proforma und Rotis Sans Serif (InDesign)
Druck und Bindung Druckerei C. H. Beck, Nördlingen
Printed in Germany
ISBN 978 3 499 62344 8

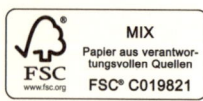

MIX
Papier aus verantwor-
tungsvollen Quellen
FSC® C019821

Das für dieses Buch verwendete FSC®-zertifizierte Papier
Lux Cream liefert Stora Enso, Finnland.

Inhalt

Testfragen:

Haben Sie gelegentlich Schmerzen im Kniegelenk?

Ist Ihr Kniegelenk zeitweise geschwollen, gerötet oder überwärmt?

Haben Sie Schmerzen beim Treppauf- oder Treppabgehen?

Gibt Ihr Kniegelenk manchmal nach?

Hinken Sie zeitweise?

Wenn Sie zwei der fünf Fragen mit «Ja» beantworten, sollten Sie sich um Ihr Kniegelenk kümmern.

Vorwort – Warum dieses Buch?

Die kleine Knieschule konzentriert sich als kompakte Patienteninformation auf Hinweise zu Verhaltensmaßnahmen und einfache, selbst durchzuführende Muskelübungen bei Kniebeschwerden.

Bei vielen Veränderungen und Erkrankungen des Kniegelenkes gibt es einfache Möglichkeiten zur Beschwerdelinderung. Dieses Buch informiert über die komplizierten Gelenkverhältnisse und häufige Erkrankungen. Betroffene finden konkrete Hinweise, was sie selbst tun können, um Beschwerden zu lindern, um damit die Belastbarkeit und Funktionsfähigkeit des Kniegelenks zu verbessern.

Als Betroffener kann man vieles selbst tun, um die Muskulatur gezielt zu trainieren und damit einen besseren muskulären Halt des Kniegelenks zu erreichen. Die Hinweise zu Verhaltensmaßnahmen dienen dem Schutz vor Überlastungen, um Beschwerden zu vermeiden.

Prof. Dr. Joachim Grifka

(Mehr Informationen unter: www.uni-regensburg.de/Fakultaeten/Medizin/Orthopaedie)

Untersuchungs-
verfahren

Neben der Befragung zur Kranken-
geschichte, der äußeren Beurteilung
der Kniegelenke und der Prüfung der
Kniegelenksfunktion (dies alles wird als
klinische Untersuchung bezeichnet) gibt
es eine Reihe von apparativen Untersuchungsverfahren, die Klarheit über eine
Kniegelenkserkrankung bringen können
und je nach Fragestellung herangezogen
werden.

Klinische Untersuchung

Bei der Untersuchung des Kniegelenks von außen mit Auge und Hand kann lediglich geprüft werden, ob das Kniegelenk geschwollen und an einzelnen Stellen druckempfindlich ist oder ob die Bewegung in bestimmten Richtungen und beim Verdrehen schmerzhaft ist. Von der äußerlichen Untersuchung können nur in Verbindung mit den anamnesischen Angaben (Krankheitsverlauf) Rückschlüsse gezogen werden, welche Schädigung im Inneren des Kniegelenks vorliegt. Die Treffsicherheit der Diagnose hängt von der Erfahrung des Untersuchers und der Ausprägung der Beschwerden ab. Bei wechselnder Beschwerdesymptomatik können mitunter bei der Untersuchung nicht genau die Schmerzen ausgelöst werden, die sonst die Beschwerden kennzeichnen. Bei der klinischen Untersuchung verbleibt schließlich immer eine Unsicherheit, da die im Kniegelenk liegende Verletzung nicht gesehen werden kann. Mit Hilfe der Untersuchungsbefunde können lediglich Rückschlüsse gezogen werden.

Punktion

Liegt eine Gelenkschwellung vor, so kann die Untersuchung der Gelenkflüssigkeit wichtige Aufschlüsse über die Erkrankung geben und für die weitere Behandlung maßgeblich sein. Dabei ist es gleichgültig, ob die Schwellung allmählich begann und bereits wiederholt auftritt oder ob das Kniegelenk nach einem Unfall plötzlich dick geworden ist.

Bei der Punktion wird mit einer Nadel die Flüssigkeit aus dem Kniegelenk abgezogen. Um die Nadel zu setzen, ist keine Betäubung notwendig. Aus dem Gelenk wird so viel Flüssigkeit wie möglich abgezogen. Schon die Farbe des Punktats kann Hinweise auf die Erkrankung geben. Zusätzlich wird in der Regel die gewonnene Flüssigkeit mikroskopisch untersucht und auf Keime geprüft.

Röntgen

Eine Röntgenuntersuchung kann nur die kalkhaltigen Strukturen zeigen. Die Abbildung kommt dadurch zustande, dass Röntgenstrahlen kalkhaltige Substanzen, wie z. B. Knochen, weniger gut durchdringen und abschwächen. Diese Strukturen sind also aufgrund ihrer Strahlenabschwächung auf dem Röntgenbild abgebildet.

Bei einem Strahlengang durch das Kniegelenk von vorne nach hinten kommt ein Summationsbild aller Strukturen zustande, die im Strahlengang liegen. Diese Strukturen werden auf dem Gesamtbild wiedergegeben. Anhand des Röntgenbildes kann nicht unterschieden werden, ob die abgebildeten Strukturen vorne, in der Mitte oder im hinteren Anteil des Kniegelenks lokalisiert sind, denn alle Strukturen werden ohne Berücksichtigung der Tiefe des Gelenks zweidimensional abgebildet.

Für die genaue Lagebestimmung einzelner Strukturen im Kniegelenk ist eine zweite Röntgenaufnahme aus einer anderen Richtung nötig. Üblicherweise nimmt man dazu, neben dem frontalen Bild von vorne nach hinten (a.-p. = anterior-posterior), das seitliche Röntgenbild des Kniegelenks hinzu.

Während auf dem frontalen Bild z. B. die Kniescheibe auf dem Oberschenkelknochen nur in der Überlagerung abgebildet wird, ist sie in der Seitenaufnahme separiert sichtbar. Diese lässt auch Veränderungen der Kniescheibenrückfläche erkennen (Abb. 1).

Röntgenschichtaufnahmen

Genügen die normalen Röntgenaufnahmen nicht, um einzelne Veränderungen in der Knochensubstanz (z. B. Knochenverdichtungen oder Strukturauflösungen) in ihrer Ausdehnung und Lage zu beurteilen, so kann der Knochen auch schichtweise geröntgt werden (Tomographie, Abb. 2). Dazu fertigt man eine Serie von Bildern an, die nicht die Strahlendurchlässigkeit des gesamten Kniegelenks abbilden, sondern einzelne Schichten des Knochens.

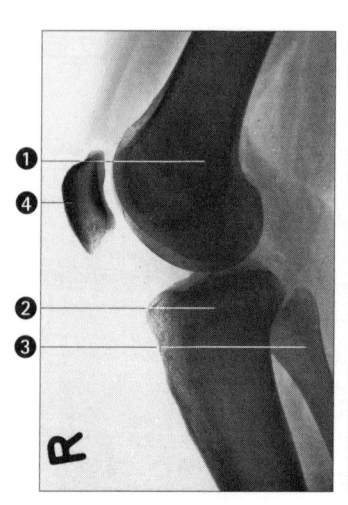
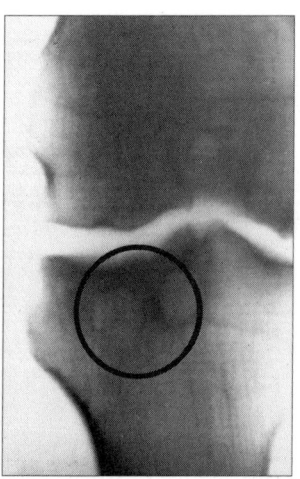

Abb. 1
Seitliches Röntgenbild des Kniegelenks.
Hierbei sind die knöcherne Form der Oberschenkelrolle und die Kniescheibenrückfläche zu erkennen.
1: Oberschenkelknochen
2: Schienbein
3: Wadenbein
4: Kniescheibe

Abb. 2
Schichtaufnahmen.
Die schichtweise Darstellung kann die Ausdehnung von Knochenbezirken zeigen, die im normalen Übersichtsbild nicht klar zu erkennen sind. Hier zeigen sich deutlich Zysten (rundliche Hohlräume) im Schienbeinkopf.

Computertomographie

Als eine Weiterentwicklung der Röntgentechnik kann die Computertomographie als ein relativ aufwendiges Verfahren auch Weichteilstrukturen des Kniegelenks zeigen (Abb. 3). Das bedeutet, dass die Kreuz- und Seitenbänder, die Menisken, die Muskulatur und die Kniegelenkskapsel mit Ausstülpungen sichtbar gemacht werden können. Das Kniegelenk wird in einzelnen Schichten in einer röntgenähnlichen Technik abgebildet. Diese Schichten werden einzeln mit einem

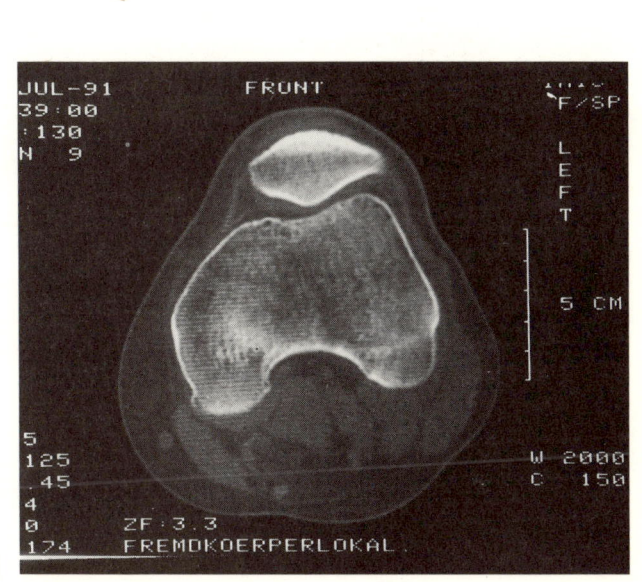

Abb. 3
Computertomographie.
Die Knochen mit umgebenden Weichteilstrukturen werden im Querschnitt dargestellt (horizontal).

Computer verrechnet und so die Strukturen des Kniegelenks dargestellt. Auch hierbei werden kalkhaltige Substanzen besonders gut abgebildet. Die Computertomographie wird z. B. eingesetzt zur genauen Lokalisation und zur weitergehenden Diagnostik von Weichteilveränderungen (Verdickungen), Knochentumoren oder zur Verlaufskontrolle, beispielsweise nach operativem Ersatz von Kreuzbändern. Die

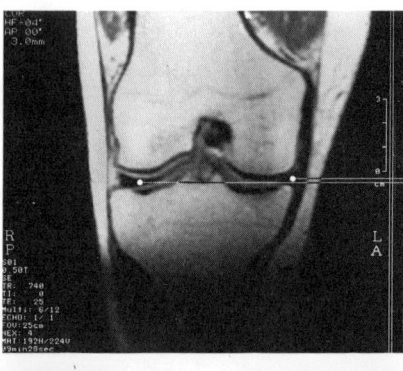

Meniskus

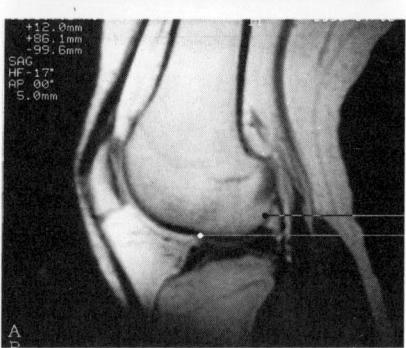

Meniskus

Abb. 4
Kernspintomographie.
In einem magnetischen Feld werden Knochen- und Weichteilstrukturen im Schnittbild sichtbar (oben: frontales Bild; unten: seitliches Bild).

Technik ist unvergleichlich aufwendiger als eine Röntgenaufnahme und wird deswegen nur bei speziellen Problemen
angewendet.

Kernspintomographie (NMR = Nuclear Magnetic Resonance; MRI = Magnetic Resonance Imaging)

Auch bei der Kernspintomographie erfolgt eine schichtweise
Abbildung der Knochen- und Weichteilstrukturen des Kniegelenks (Abb. 4). Die Kernspintomographie hat eine genauere
Abbildungsmöglichkeit als die Computertomographie. Sie
beruht auf der Grundlage magnetischer Felder, erfolgt also
ohne jegliche Strahlenbelastung und kann Weichteilveränderungen besonders gut darstellen. Sie wird derzeit noch
relativ selten für die Diagnostik des Kniegelenks eingesetzt,
auch weil die Kosten wesentlich höher sind als bei anderen
Diagnoseverfahren.

Krankhafte Veränderungen im Röntgenbild

Die so genannten Weichteile des Kniegelenks (Muskeln, Seh-
nen, Bänder) sind bei üblichen Röntgenaufnahmen nicht
zu erkennen. Es sei denn, es liegen Kalkeinlagerungen vor:
z.B. in den Bändern, vor allem nach Verletzungen, oder den
Menisken aufgrund einer Stoffwechselerkrankung (Chondrokalzinose, Abb. 5).

Der Knorpel ist ebenfalls nicht zu erkennen. Es kann nur
indirekt geschlussfolgert werden, dass die Knorpeldicke abge-
nommen hat, wenn z.B. der Kniegelenksspalt bei einer Aufnahme im Stehen mit Gewichtsbelastung verschmälert ist.

Durch Verminderung der Knorpeldicke wird der Knochen
vermehrt druckbelastet. Der Knochen kann stellenweise frei

liegen ohne die schützende Stoßdämpfer- und Gleitfunktion des Knorpels. Dann treten typische Veränderungen auf: Der Knochen verstärkt sich. Er lagert vermehrt kalkhaltige Substanzen ein. Im Röntgenbild zeigt sich dies als zunehmende Streifenzeichnung im Verlauf der Gelenkflächenrichtung (subchondrale Sklerosierung; Abb. 6). An den Gelenkrändern bildet der Knochen kleine Zacken, so genannte Randzacken, die sich zu Wülsten ausbilden können und schon als Zeichen einer fortgeschrittenen Arthrose gelten (Osteophyten). Auf diese Weise wird das Gelenk deformiert. Im Weiteren bilden sich durch die Fermente (Enzyme), die aus dem zersetzten Knorpel frei werden, Löcher (Zysten oder Pseudozysten) im Knochen.

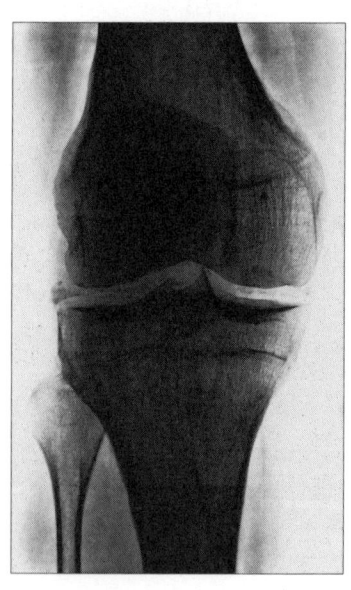

Abb. 5
Chondrokalzinose.
Im Kniegelenksspalt, der sonst frei von Kalkstrukturen ist, finden sich kleine Kalkpartikeln (Pfeil), die in das Meniskusgewebe gelagert sind.

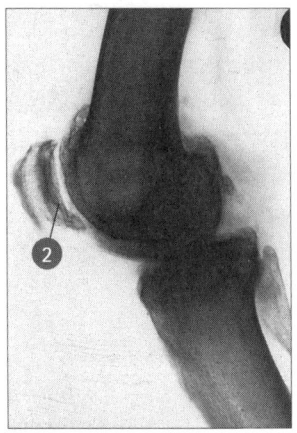

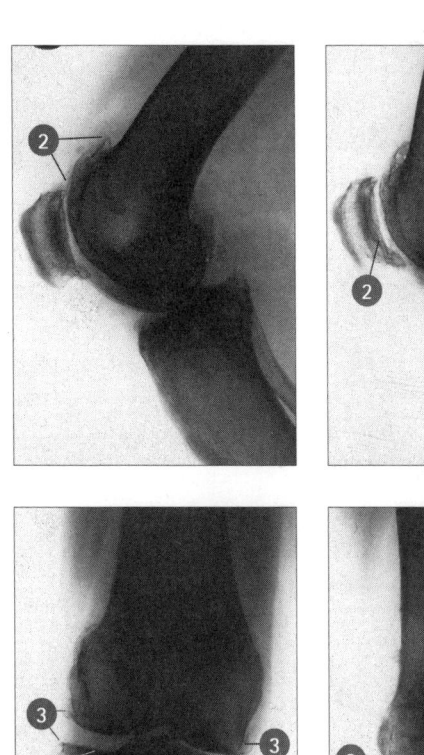

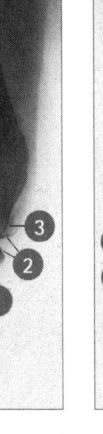

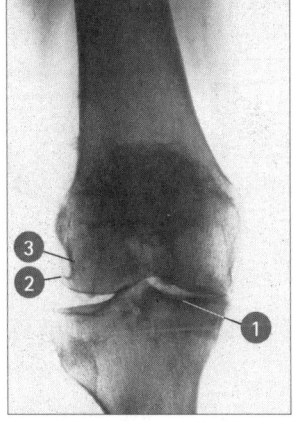

Abb. 6
Arthrosezeichen.
Verdichtung der Knochenstruktur der Gelenkfläche (1),
Randzacken (2), Defekte an der Knorpel-Knochen-
Übergangszone (3).

Arthrographie – Röntgenkontrastmittel-untersuchung

Durch Einspritzung von flüssigem Kontrastmittel in das Kniegelenk können die Konturen der Menisken, Kreuzbänder oder Ausstülpungen der Kniegelenkskapsel auch in Röntgenaufnahmen dargestellt werden. Zusätzlich zu dem Kontrastmittel wird Luft in das Kniegelenk gespritzt, um einen so genannten Doppelkontrast zu erzielen. Das bedeutet, dass das Kontrastmittel die Strukturen im Kniegelenk mit einer dünnen Schicht überzieht. Durch spezielle Röntgenprojektionen können z. B. Risse im Meniskus erkannt werden.

Diese Technik ist mit einer gewissen Unsicherheit verbunden. Da die Rissdiagnostik des Meniskus von einer genauen Abbildung abhängt, kann nicht immer eindeutig festgestellt werden, ob eine Verletzung des Meniskus vorliegt.

Die Arthrographie kann zur Diagnostik des Kniegelenks beitragen. Der Schaden kann aber nicht zugleich behoben werden. Aufgrund neuerer Diagnostikverfahren und der Möglichkeit, bei einer Kniegelenksspiegelung den Schaden zu erkennen und zugleich zu behandeln, wird die Arthrographie für die Diagnostik von Kniegelenksverletzungen nur noch selten angewendet.

Ultraschalluntersuchung

Die Ultraschalluntersuchung (Sonographie) ist als nicht belastendes Diagnoseverfahren bekannt, das man sogar in der Schwangerschaft anwendet, um ein Bild von dem Ungeborenen zu bekommen. Der Ultraschall durchdringt die verschiedenen Weichteilgewebe, und die widergespiegelten Schallwellen werden auf einem Monitor als Bild dargestellt. Knochen werden von den Schallwellen nicht durchdrungen.

Nur die Weichteile kommen zur Darstellung. Dadurch ist der Ultraschall eine wichtige Ergänzung zur Röntgenuntersuchung, die gerade die Weichteile nicht darstellen kann. Mit diesem Verfahren können Kniegelenksergüsse und Blutergüsse im Bereich der Muskulatur erkannt oder Ausstülpungen der Gelenkkapsel (z. B. Bakerzyste) sichtbar gemacht werden. Schließlich kann der Ultraschall auch für die Erkennung eines Meniskusrisses herangezogen werden.

Die Darstellung der Menisken ist durch die Enge des Gelenkspalts teilweise erschwert, doch kann mit der Meniskussonographie als dem einzigen nicht invasiven Verfahren (d. h., es muss dabei kein Eingriff im Kniegelenk selbst vorgenommen werden) die Lokalisation und Art der Verletzung eines Meniskus mit einer Treffsicherheit von etwa 80 % erkannt werden. Der Prozentsatz hängt sowohl von der technischen Ausstattung als auch von der Erfahrung des Untersuchers ab.

Die Ultraschalldarstellung des Kniegelenks macht derzeit eine rasante Entwicklung durch, sodass diese Technik in Zukunft sicherlich eine größer werdende Bedeutung bekommen wird. Sie ergänzt die übrigen Untersuchungsmethoden für die Abklärung vor einer Operation und liefert damit eine Entscheidungshilfe für das operative Vorgehen.

Operative Verfahren

Arthroskopie (Gelenksspiegelung)

Bei der Kniegelenksspiegelung wird das Kniegelenk zum einen von innen genau inspiziert, zum anderen kann bei der Kniegelenksspiegelung operiert werden. Der Schaden kann also behandelt werden.

Die Kniegelenksspiegelung ist ein operatives Verfahren, aber ein geringerer Eingriff als eine offene Kniegelenksoperation. Bei einer offenen Kniegelenksoperation wird auf der Haut ein entsprechend großer Schnitt gelegt, sodass die gewünschten Strukturen von außen zugänglich sind. Es ist verständlich, dass solche größeren Operationswunden mehr Zeit zum Heilen benötigen.

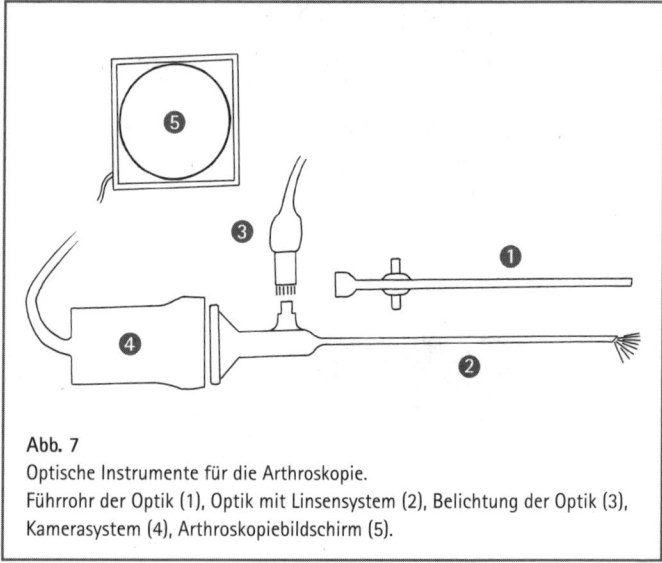

Abb. 7
Optische Instrumente für die Arthroskopie.
Führrohr der Optik (1), Optik mit Linsensystem (2), Belichtung der Optik (3), Kamerasystem (4), Arthroskopiebildschirm (5).

Bei der Arthroskopie wird das Kniegelenk nur durch einen Stich (Inzision) geöffnet. Durch diesen Einstich wird ein Stab in das Kniegelenk gebracht, der eine Optik enthält (Abb. 7, 8). Eine Kamera überträgt durch die Optik Bilder aus dem Gelenk auf einen Bildschirm. Durch Schwenken des Stabs und Bewegen des Kniegelenks kann es in allen Anteilen genau eingesehen werden. Kleinste Verletzungen im Bereich des Meniskusrandes (Auffaserungen), oberflächliche Knorpelverletzungen, ja selbst feine Farbveränderungen, wie leichte Rötungen der Schleimhaut bei einer beginnenden Entzündung, werden erkannt. Der Operateur kann sich also unmittelbar ein Bild vom Kniegelenk machen.

Über einen zweiten Einstich kann ein Tasthaken eingebracht werden, um die Elastizität und Weichheit des Knorpels zu prüfen, die Spannung der Kreuzbänder zu testen oder um die Menisken abzutasten. Auf gleiche Weise kön-

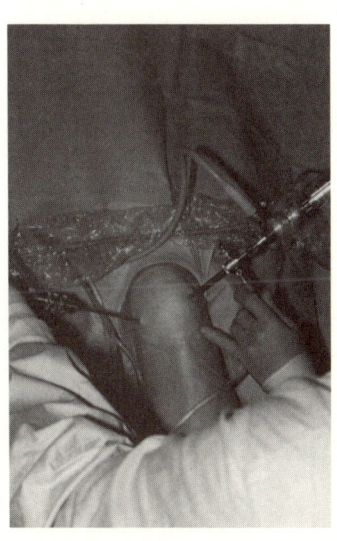

Abb. 8
Arthroskop (rechts im Bild) und Arbeitsinstrument (Bild links) sind durch winzige Einstiche in das Kniegelenk geführt und können im Gelenk bewegt werden.

nen durch weitere Einstiche Instrumente in das Kniegelenk gebracht werden, um beispielsweise den Knorpel zu glätten oder schadhafte Anteile des Meniskus abzutragen. Man kann auch eine Probe der Schleimhaut entnehmen oder entzündete Schleimhautstellen abtragen sowie eine Laserbehandlung von Knorpel, Meniskus oder Schleimhaut durchführen. Ebenso kann ein Meniskusriss an der Basis des Meniskus (in dem gut durchbluteten Areal = rote Zone) in einer speziellen Technik genäht werden.

Der besondere Vorteil der Arthroskopie liegt darin, dass alle Areale des Kniegelenks mit den Instrumenten gut zugänglich sind und unter Sicht gearbeitet werden kann.

Muss damit gerechnet werden, dass nach der Kniegelenksspiegelung noch ein Erguss im Kniegelenk ist, so wird ein kleines Röhrchen (Dränage) eingelegt. Hierüber können Kniegelenksflüssigkeit und Blut aus dem Kniegelenk abgeleitet werden. Diese Ableitung von Flüssigkeit aus dem Kniegelenk und die Verhinderung einer Kniegelenksschwellung nach der Arthroskopie tragen zur schnelleren Genesung bei.

Die Arthroskopie darf als schonendes operatives Verfahren gelten, wenn durch die geübte Hand schnell und sicher operiert wird. Große Wunden werden vermieden, es werden keine weiteren Verletzungen gesetzt, und das Kniegelenk kann in der Regel schnell wieder beansprucht werden.

Im Einzelnen hängt es von der Ursache der Erkrankung ab, welche Nachbehandlung der Arthroskopie folgen muss. In der Regel ist nur kurzzeitig eine Entlastung mit Gehstützen erforderlich. Nur in besonderen Fällen erfolgt eine Ruhigstellung in Gips oder Schiene, oder es wird nur ein begrenztes Bewegungsausmaß zugelassen.

In etwas erweiterter operativer Technik kann mit Hilfe der Arthroskopie auch ein Kreuzband ersetzt werden. Für die

Verankerung des Kunstbandes oder eines Bandes aus körpereigenen Sehnenteilen muss allerdings ein entsprechender Schnitt an Unterschenkel und Oberschenkel gemacht werden.

Durch die Kniegelenksarthroskopie kann auch eine lokale Knorpel-Knochen-Veränderung mit beginnender Abgrenzung eines Knochenstücks (Osteochondrosis dissecans) behandelt werden. Je nach Fortschreiten dieses Erkrankungsprozesses muss man entscheiden, ob eine reine Anbohrung des Herds mit dem sich abgrenzenden Knorpel-Knochen-Stück vom Kniegelenk aus, eine Refixierung oder eine Anbohrung des Herds von außen durchgeführt werden muss. Lose Knorpel-Knochen-Stücke können bei der Arthroskopie entfernt werden.

Arthrotomie (Gelenkseröffnung)

Kann die Erkrankung nicht durch eine Gelenksspiegelung behandelt werden, so wird das Kniegelenk durch einen Schnitt eröffnet. Hierbei wird in üblicher Technik operiert ohne die Sonderapparaturen, die bei der Arthroskopie eingesetzt werden. Die betreffende Stelle liegt dabei offen.

Die Nachbehandlung nach einer Arthrotomie ist in der Regel länger als nach einer Arthroskopie. Hierbei muss berücksichtigt werden, dass auch die Operationswunde außen und innen gut verheilen muss, bevor das Kniegelenk wieder richtig belastet werden kann.

Es wird stets nur ein Kniegelenk operiert. Nur so ist es möglich, das operierte Bein vorübergehend zu entlasten und zu schonen.

Knieschule – sinnvoll schonen, wirkungsvoll vorbeugen

Mit der Knieschule sollen Verhaltensmaß-nahmen für den Alltag eingeübt werden, um die Kniegelenke zu schonen. So sollen Knieschäden vermieden werden, und in Kombination mit täglichen Übungen des Krankengymnastikprogramms soll die Gelenkfunktion des Knies verbessert werden. Viele Patienten mit Kniebeschwerden haben durch eigene Erfahrungen bestimmte Verhaltensmaßnahmen entwickelt, oft sogar ohne sich dessen bewusst zu sein. In der Knieschule wurden diese Erfahrungen zusammengetragen. Die Verhaltensmaß-nahmen sollen im Bewegungsablauf so einstudiert werden, dass sie schließlich ganz automatisch übernommen werden.

Die 10 Regeln der Knieschule

1. Du sollst dich bewegen

Durch unseren Alltag sind wir oft über längere Zeit zu einseitigen Belastungen, z. B. langem Sitzen oder Stehen, gezwungen. Die natürliche Abwechslung zwischen Bewegung und Ruhe, Belastung und Entlastung findet nicht statt. Mitunter sind wir sogar längere Zeit in einer anstrengenden Haltung. Kniebeschwerden zeigen sich aber manchmal erst im Nachhinein.

Da der Gelenkknorpel keine Blutgefäße besitzt und nur durch den Wechsel von Be- und Entlastung ernährt wird, ist die Bewegung für die Knorpelernährung wichtig. Bei Haltungskonstanz oder Bewegungsarmut ist die Knorpelernährung verschlechtert («Wer rastet, der rostet»).

Gleichwohl muss die Belastung dosiert werden. Wenn möglich, sollte die Bewegung ohne große Belastung durchgeführt werden.

Bei allen Bewegungen sollten Sie ein sicheres Gefühl haben. Ist das Zusammenspiel der Muskulatur gestört, so kann schon das Gehen auf einem holprigen, unebenen Weg zu Gangunsicherheiten und somit zu völlig unkontrollierter Belastung des Kniegelenks führen. Ist das Kniegelenk wegen unzureichender Bandführung (z. B. Verlust des vorderen Kreuzbandes, Überdehnung der Seitenbänder) instabil, so sollten Belastungen unter Verdrehbewegungen vermieden werden, sofern die Muskulatur diese Bewegungen nicht genügend sichern kann. «Zickzack-Sportarten» stellen wegen der Druckerhöhung durch Anlaufen und Stoppen beim Richtungswechsel eine große Belastung für das Kniegelenk dar.

Insbesondere bei arthrotischen Veränderungen müssen stärkere Belastungen, die den Knorpel schädigen können, vermieden werden.

Der Idealfall wäre also eine Bewegung ohne Belastung. Anzustreben ist deshalb eine Bewegung mit möglichst vollem Bewegungsumfang bei geringer Kniegelenksbelastung. Extrembelastungen müssen vermieden werden. Deshalb lautet das Motto: Viel bewegen, wenig belasten!

Bei einer unzureichenden Bandfestigkeit des Kniegelenks (z. B. Verlust des vorderen Kreuzbandes) können auch für Bewegungen im täglichen Leben bestimmte Vorgehensweisen hilfreich sein. Kommt das «Wegknicken» des Kniegelenks bei einigen Bewegungen immer wieder vor, so sollte man sich diese Bewegungen merken und die Vermeidung dieses Bewegungsablaufs trainieren. So kann beispielsweise bei Verlust des vorderen Kreuzbandes das Treppenabgehen in maximaler Außenstellung des Fußes die Stabilität des Kniegelenks verbessern. Wenn also das Kniegelenk bei normaler Fußstellung beim Treppenabgehen weggeht, so kann durch die Außendrehung des Fußes die Stabilität des Kniegelenks verbessert werden.

2. Verringere dein Körpergewicht

Unsere Beine haben mit jedem Schritt nicht nur das gesamte Körpergewicht zu tragen, sondern zusätzlich noch die Belastungskraft durch das Auftreten und Abstoßen. Durch die Geschwindigkeit beim Auftreten kann die Belastung über das Körpergewicht hinaus wesentlich erhöht werden (Kraft = Masse x Beschleunigung). Die Belastung ist der entscheidende Grund, dass sich vor allem an Knie- und Hüftgelenken, also an den Gelenken der Beine, Arthrosen entwickeln, während die

Gelenke der Arme, Schultern und Ellbogen nicht stetig unter einer solchen Druckbelastung sind und dadurch nicht in diesem Maße der Gefahr der Arthroseentwicklung unterliegen.

Bei Knieschmerzen tendiert der Betroffene oft zu einer Schonung des Gelenks. Die körperliche Aktivität wird reduziert, z. B. werden sogar kürzere Gehstrecken vermieden, das Kniegelenk wird zunehmend weniger bewegt und beansprucht. Die Konsequenz hieraus ist in der Regel eine weitere Zunahme des Körpergewichts aufgrund der verringerten körperlichen Aktivität. Durch die Zunahme des Körpergewichts wiederum wird das Gelenk umso mehr belastet – ein Teufelskreis.

Mit der Abnahme des Körpergewichts wird eine wesentliche Einflussgröße für die weitere Verschlimmerung von Kniegelenksbeschwerden verkleinert. Zu diesem Zweck sollten alle Möglichkeiten genutzt werden, wie kalorienbewusstes Essen und sportliche Aktivitäten, z. B. Gymnastik, Radfahren oder Schwimmen.

3. Entlaste dein Kniegelenk

Ist hauptsächlich ein Kniegelenk betroffen, so wird die Gewichtsbelastung dieses Kniegelenks unbewusst reduziert, indem die nicht betroffene Seite die Hauptbelastung beim Stehen oder Gehen übernimmt. Muss das Kniegelenk völlig entlastet werden, so kann dies nur mit zwei Gehstützen erfolgen, indem die Arme über die Gehstützen die Belastung übernehmen und das betroffene Bein ganz entlasten, das nur mit dem Fuß Bodenkontakt hat und ohne Belastung abgerollt wird.

Schmerzen beide Kniegelenke bei Belastung, so wird mit einem so genannten Vierfüßlergang, dem wechselseitigen

Gebrauch der einen und anderen Gehstütze, eine relative Entlastung für beide Beine geschaffen. Das Aufsetzen der Gehstützen geschieht jeweils wechselseitig, zusammen mit dem linken Bein wird die rechte Gehstütze, zusammen mit dem rechten Bein die linke Gehstütze aufgesetzt und das Körpergewicht und die Belastungskraft auf die Gehstützen verlagert.

Der Gebrauch von Gehstützen sollte jedoch allenfalls eine kurzzeitige Maßnahme bei massiven Beschwerden sein. Wichtig sind kniegelenkschonende Verhaltensmaßnahmen, um Belastungen im Alltag abzubauen und die Bewegung

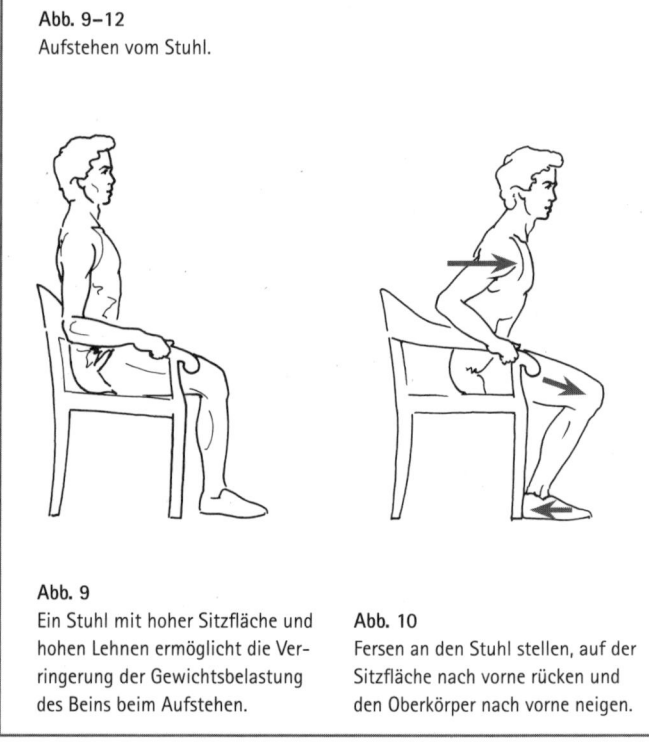

Abb. 9–12
Aufstehen vom Stuhl.

Abb. 9
Ein Stuhl mit hoher Sitzfläche und hohen Lehnen ermöglicht die Verringerung der Gewichtsbelastung des Beins beim Aufstehen.

Abb. 10
Fersen an den Stuhl stellen, auf der Sitzfläche nach vorne rücken und den Oberkörper nach vorne neigen.

weitgehend ohne das Handicap von Gehstützen ausführen zu können. Die Entlastung eines oder beider Kniegelenke folgt dem Prinzip der Kraftübernahme durch die Arme.

So kann beispielsweise das Aufstehen vom Stuhl durch Einsetzen der Armkraft erleichtert werden (Abb. 9–12). Kann man sich in einer Runde einen Platz aussuchen, so sollte man eine Sitzgelegenheit mit relativ hoher Sitzfläche wählen, also kein Sofa (niedrige Sitzfläche, weiche Polster, sodass man noch weiter einsinkt). Man sollte auf jeden Fall darauf achten, dass man einen feststehenden Stuhl mit Armlehnen hat, damit man sich zum Aufstehen abstützen kann.

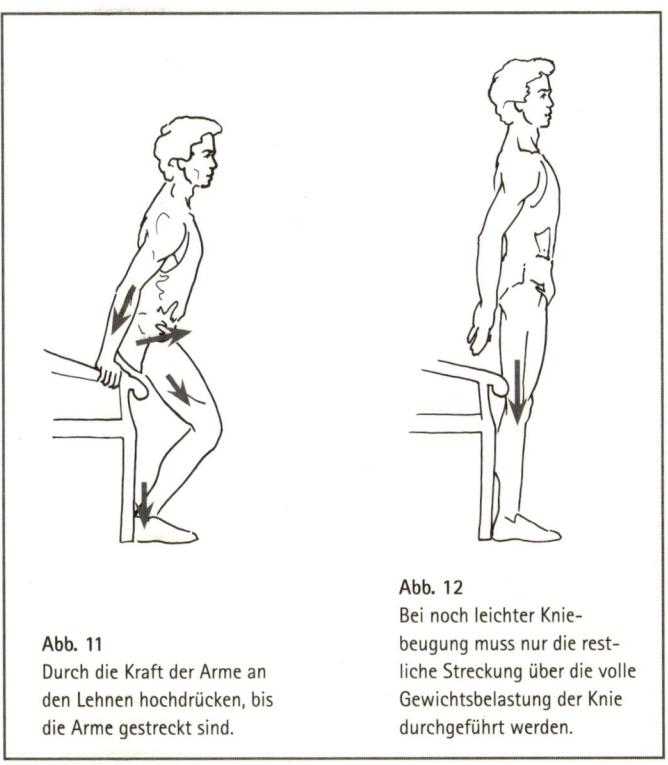

Abb. 11
Durch die Kraft der Arme an den Lehnen hochdrücken, bis die Arme gestreckt sind.

Abb. 12
Bei noch leichter Knie-beugung muss nur die rest-liche Streckung über die volle Gewichtsbelastung der Knie durchgeführt werden.

Wenn man zu Arbeiten am Boden in die Knie gehen muss, kann man sich beispielsweise auf einem Hocker abstützen. Durch das Abstützen mit den Armen wird jeweils ein Teil der Belastung vermindert, die sonst von den Kniegelenken getragen werden muss.

4. Trage keine schweren Lasten

Das Tragen von schweren Lasten ist nicht nur für die Wirbelsäule ungünstig. Um die Belastung der Wirbelsäule zu vermeiden, sollten beim Heben und Tragen alle Lasten nah am Körper gehalten werden. Alle Lasten wirken zusätzlich auf das Kniegelenk. Besonders ungünstig für die Kniegelenke ist das Anheben und Absetzen von Lasten unter Beugung der Kniegelenke. Dadurch wird die Kraft, die auf die Kniegelenke wirkt, vergrößert.

Ebenso sollte man sich dessen bewusst sein, dass eine Drehbewegung in den Kniegelenken ungünstig ist. Vor allem bei

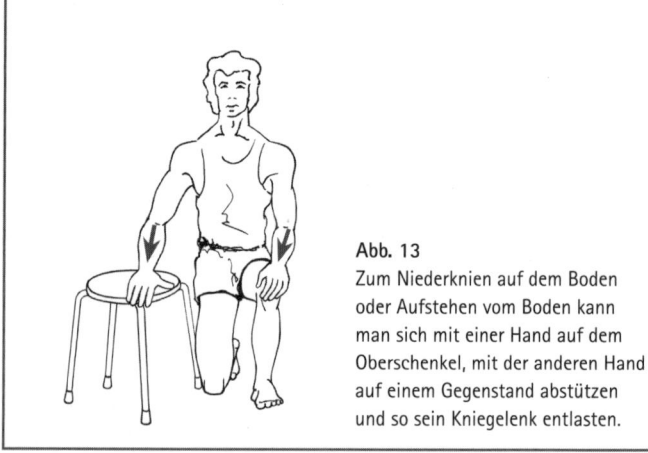

Abb. 13
Zum Niederknien auf dem Boden oder Aufstehen vom Boden kann man sich mit einer Hand auf dem Oberschenkel, mit der anderen Hand auf einem Gegenstand abstützen und so sein Kniegelenk entlasten.

Stand- und Gangunsicherheiten der Kniegelenke kann eine zusätzliche Krafteinwirkung schnell zu einer Instabilität, einem Wegknicken der Kniegelenke führen. Wer also unter einer verminderten Stabilität des Kniegelenks leidet, der sollte, wenn er zusätzliche Lasten heben oder tragen muss, die kniegelenkstabilisierende Muskulatur bewusst einsetzen und Verdrehbewegungen während des Gehens und Stehens möglichst vermeiden. Am günstigsten ist es deswegen, Lasten von vorn nah am Körper zu heben und zu tragen und nur so lange, wie es unbedingt erforderlich ist. Schaffen Sie zur Not selbst Ruhepausen, um die Gewichte abzulegen und Ihre Kniegelenke ohne Belastung durchzubewegen.

Eine einseitige Belastung, also das Tragen eines schweren Gewichts auf einer Körperseite, führt zu einer ungleichmäßigen Beanspruchung der Gelenke. Der Bewegungsablauf ist dann ganz besonders gestört. Seien Sie daher bemüht, Lasten gleichmäßig zu verteilen oder so, dass ein geschädigtes Gelenk geschont wird. Seien Sie darauf bedacht, Lasten möglichst nicht zu tragen, sondern z. B. auf Rollen zu schieben oder zu ziehen.

5. Vermeide längeres Stehen und Gehen

Beim Stehen und Gehen wird unser Körpergewicht stets von den Beinen getragen. Eine andauernde Druckbelastung des Gelenkknorpels führt zur Verschlechterung der Ernährung und damit zum Verschleiß. Sorgen Sie daher dafür, dass Sie wiederkehrende Erholungspausen einschalten können, in denen Sie sich setzen. In begrenzter Form kann ein Anlehnen helfen, womit Sie Ihre Kniegelenke zumindest von einem Teil Ihres Körpergewichts befreien. Sehen Sie zu, dass Sie Ihre Kniegelenke in den Pausen ohne Belastung bewegen, da Sie so den Stoffwechsel des Knorpels fördern. Besonders ein angeschlagener Knorpel braucht Erholungspausen durch Entlastung.

6. Trage Schuhe mit flachen Absätzen

Hohe Absätze werden wegen der modischen Form gewählt und wegen der Betonung der Wadenmuskulatur. Die Auflage des Fußes ist entsprechend der Höhe des Absatzes unsicher, weil die Standfläche verkleinert und der Fuß in eine Vorgabe für die Schrittabwicklung gestellt wird. Eine Trittunsicherheit besteht nicht nur auf extrem hohen, spitzen Absätzen (Abb. 14), sondern bei bandschwachen Gelenken auch schon auf mäßig hohen Absätzen. Als Ausgleich zum erhöhten Absatz wird das Kniegelenk leicht gebeugt. Um in dieser Position stehen zu können, muss die Muskulatur vermehrt angespannt werden. Die Folge ist ein erhöhter Druck auf das Kniegelenk, insbesondere auf die Kniescheibe. Die Muskulatur der Oberschenkelvorderseite führt durch die vermehrte Anspan-

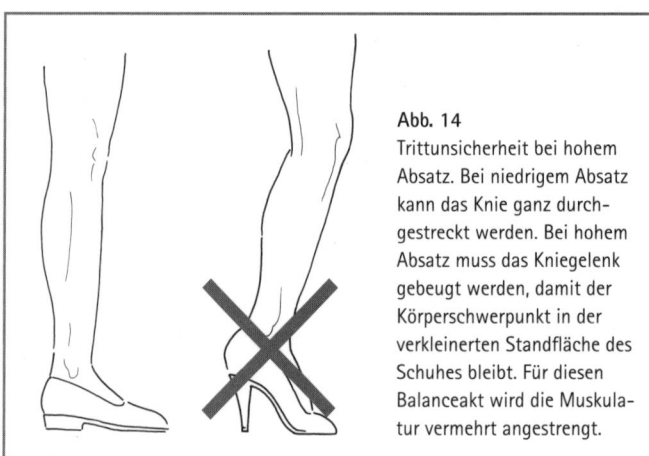

Abb. 14
Trittunsicherheit bei hohem Absatz. Bei niedrigem Absatz kann das Knie ganz durchgestreckt werden. Bei hohem Absatz muss das Kniegelenk gebeugt werden, damit der Körperschwerpunkt in der verkleinerten Standfläche des Schuhes bleibt. Für diesen Balanceakt wird die Muskulatur vermehrt angestrengt.

nung beim Stehen und Gehen zu einem starken Andruck der Kniescheibengelenkfläche. Dadurch wird der Knorpel anhaltend unter Belastungsdruck gesetzt und infolgedessen die Ernährungssituation verschlechtert. Mit flachen Absätzen kann das Kniegelenk gerade durchgedrückt werden, und die Kniescheibenrückfläche ist ohne erhöhten Anpressdruck. Wählen Sie daher Absätze, die Ihnen einen sicheren Stand erlauben und bei denen das Kniegelenk ohne Mühe gerade durchgestreckt werden kann. Hohe Absätze sollten Sie nur ausnahmsweise tragen.

7. Gehe auf weichen Sohlen

Der Untergrund, auf dem wir gehen, hat Bedeutung für die Druckwirkung auf die Gelenke, besonders beim Auftritt. Viele Betroffene kennen das Phänomen, dass sie bei einem Spaziergang durch die Stadt auf dem gepflasterten Boden eher Kniegelenksbeschwerden bekommen als beim Spaziergang durch den Wald oder auf Wiesengrund.

Mit jedem Auftritt auf den Boden wirkt abrupt eine starke Kraft auf Ferse, Knie- und Hüftgelenk. Der Aufpralldruck der Ferse bestimmt sich durch Körpergewicht und Geschwindigkeit, mit denen aufgesetzt wird. Auf hartem Untergrund muss die volle Kraft durch die Beine und damit durch die Kniegelenke abgefangen werden. Bei weichem Boden sinkt der Boden unter der Belastung etwas ein, und der Auftritt wird abgefedert.

Unseren Untergrund, auf dem wir gehen, können wir uns in der Regel nicht aussuchen. Sehr wohl können wir aber auf den Auftrittsdruck Einfluss nehmen, indem wir eine entsprechend weiche Polsterschicht unter dem Fuß wählen. Dies können weiche Sohlen, z.B. Kreppsohlen oder gepolsterte

Sohlen (etwa von Turnschuhen), sein, spezielle Polster unter den Fersen (Fersenkissen) oder unter der gesamten Fußsohle oder auch ein besonders weicher Absatz, der Pufferabsatz. Diese weichen Schichten übernehmen durch ihre Stoß-dämpferwirkung eine Schutzfunktion für den Knorpel. Die Auftrittskraft, die unter dem Fuß selbst gepuffert wird, kann nicht mehr voll auf den Knorpel wirken. Der Belastungsdruck ist vermindert.

8. Vermeide starke Kniebeugung

Beim Gesunden erscheint die Kniegelenksbewegung in Stre-ckung wie Beugung völlig gleichmäßig. Tatsächlich kann die Durchbewegung des Gelenks in eine Roll- und in eine Gleit-bewegung aufgeteilt werden.

Wird das Kniegelenk aus voller Streckung gebeugt, so bewegt sich der Unterschenkel mit seiner Gelenkfläche zunächst entlang der Oberschenkelrolle, bis bei ca. 30°–40°

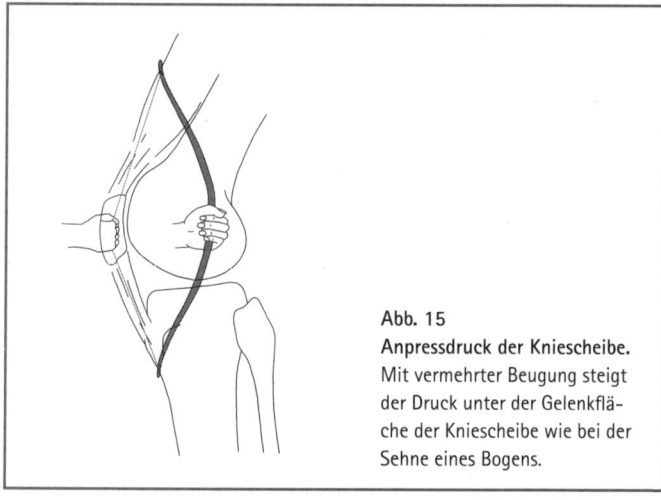

Abb. 15
Anpressdruck der Kniescheibe.
Mit vermehrter Beugung steigt der Druck unter der Gelenkflä-che der Kniescheibe wie bei der Sehne eines Bogens.

Beugung die Rollbewegung von einer Gleitbewegung abgelöst wird. Dabei verschiebt sich die Oberschenkelgelenkfläche nur noch auf dem Unterschenkelkopf.

Bei einer Beugung des Kniegelenks ohne Belastung (z. B. Fahrradfahren in der Luft) ist auch die gesamte Beugung relativ druckfrei. Geschieht die Beugung des Kniegelenks unter Belastung, z. B. bei einer Kniebeuge, so geraten Ober- und Unterschenkel vor allem im hinteren Gelenkteil unter vermehrte Druckwirkung. Dabei kann sogar der hintere Meniskus zwischen Ober- und Unterschenkel eingeklemmt werden. Durch wiederholten Druck unterliegen die Meniskushinterhörner einem zunehmenden Verschleiß und können schließlich einreißen.

Ein weiterer ungünstiger Belastungseffekt der maximalen Kniebeugung findet sich an der Kniescheibe. Mit zunehmender Beugung wird die Kniescheibenrückfläche wie die Sehne eines Flitzbogens (Abb. 15) unter vermehrten Druck gebracht. Dies führt dazu, dass der Knorpel der Kniescheibenrückflä-

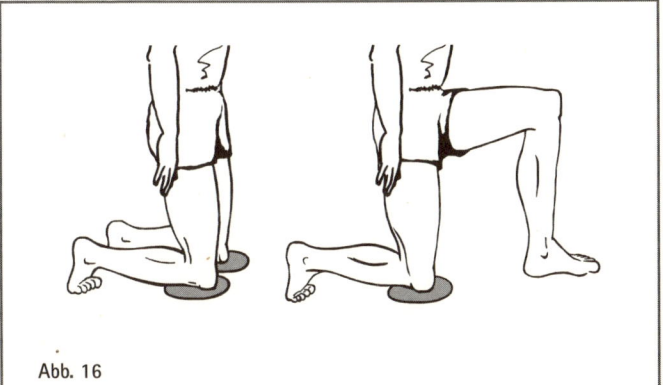

Abb. 16
Fersensitz und Hocke bedeuten eine maximale Kniebeuge und damit eine Druckbelastung im Kniegelenk. Günstiger sind ein Knien ohne Fersensitz oder eine Position mit einem Bein kniend, mit dem anderen hockend.

che verschleißt. Dieser Mechanismus wird bei Gewichtsbelastung noch verstärkt, da dann die Anspannung des vorderen Oberschenkelmuskels, in dessen Sehne die Kniescheibe eingelagert ist, größer wird. Aber auch bei maximaler Kniebeugung ohne zusätzliche Haltearbeit durch die Muskulatur ist der Anpressdruck der Kniescheibe sehr hoch.

Für den Alltag ist es wichtig zu betonen, dass die Kniehocke oder das Sitzen z. B. in einem tiefen Sessel oder auf niedrigen Bänken vermieden werden soll. Ein Beispiel zur Verbesserung des Sitzens und Erleichterung des Aufstehens ist in Regel 3 beschrieben.

Um beim Schuhanziehen die Kniebeugung zu vermeiden, sollte man sich nicht davor scheuen, einen langstieligen Schuhanzieher zu gebrauchen und Schuhe auszuwählen, die damit anzuziehen sind.

Für Arbeiten in Bodennähe müssen Ausgleichsmechanismen gesucht werden, die das Kniegelenk entlasten. Das Sitzen in der tiefen Kniehocke kann durch knien vermieden werden. Dabei sollte unter die Kniegelenke ein weiches Polster gelegt werden, um einen unmittelbaren Druck auf die Kniegelenke zu vermeiden.

Um das Niederknien und Aufstehen zu erleichtern, kann man sich mit den Händen abstützen, beispielsweise auf einen Hocker. Man stellt den Hocker an die Seite des betroffenen Beins. Nun stützt man sich mit der Hand der betroffenen Seite auf den Hocker und mit der anderen Hand auf den anderen Oberschenkel und geht langsam in die Tiefe, bis das betroffene Kniegelenk am Boden aufliegt.

In umgekehrter Weise kann man sich über das gesunde Kniegelenk und den Hocker wieder aufrichten.

Für Arbeiten in Bodennähe müssen Ausgleichsmechanismen gesucht werden, die das Kniegelenk entlasten. Bei Arbeiten am Boden sollte man also nicht im Fersensitz knien oder in der Hocke sitzen. Besser ist es, wenn man ohne Fersensitz kniet oder ein Bein kniend, das andere hockend aufsetzt.

Hohe Sitzflächen haben nicht nur den Vorteil einer verminderten Druckbelastung im Kniegelenk während des Sitzens, sondern sie sind auch für das Aufstehen von Vorteil. Da der Körper bereits erhöht ist, ist der Kraftaufwand für die Restbewegung zum Stehen geringer. Am günstigsten ist das Sitzen und Aufstehen von einem hohen Stuhl mit zwei hohen Armlehnen, die bis zur Vorderkante des Stuhls reichen. Dann kann das Aufstehen durch Abdrücken mit den Armen erleichtert werden.

Das Aufstehen aus einem solchen Stuhl teilen wir in einzelne Phasen: Zunächst rutscht man auf den vorderen Teil der Sitzfläche, stellt die Füße dicht an die Vorderseite des Stuhls heran, mit beiden Fersen auf dem Boden. Dann wird der Oberkörper nach vorne geneigt, um den Schwerpunkt zu verlagern. Wenn der Oberkörper zurückbleibt, wird das Hebelgewicht auf den Oberschenkeln vergrößert, und die Belastung unter der Kniescheibe und im Kniegelenk steigt an. Mit vorgeneigtem Oberkörper werden beide Hände an den vorderen Rand der Armlehnen aufgesetzt, und man stößt sich mit Kraft aus dem Stuhl hoch, bis die Arme gestreckt sind. Dadurch hat man nur noch das letzte Stück bis zum Durchdrücken der Kniegelenke allein über die Oberschenkelkraft zu bewältigen. Insgesamt wird dadurch die Kraft, die man zum Aufstehen benötigt, verteilt. Die Oberschenkelkraft muss erst in einer günstigen Stellung des Kniegelenks, in geringerer Beugung, wirken.

In dieser detaillierten Beschreibung muten die Phasen völlig getrennt an. Mit nur wenig Übung ergeben sie jedoch einen flüssigen Bewegungsablauf, und das Aufstehen ist dadurch wesentlich erleichtert.

9. Treibe kniefreundliche Sportarten

Das Kniegelenk braucht Bewegung, allerdings unter möglichst geringer Belastung. Entsprechend ihrer Kniebelastung sind die Sportarten in drei Gruppen, A, B und C, eingeteilt. Bei degenerativen Veränderungen des Kniegelenks, also insbesondere bei Knorpelverschleiß, sollten nur A-Sportarten betrieben werden. Schwimmen und Radfahren sind generell günstig für das Kniegelenk, da hierbei nicht das Gewicht des Oberkörpers auf die Knie wirkt. Man muss jedoch darauf achten, dass beim Schwimmen nur die Kraulbewegung als einfache Scharnierbewegung ausgeführt wird und nicht etwa die Froschbewegung wie beim Brustschwimmen. Beim Radfahren sollten Steigungen vermieden werden, weil hier der Kraftaufwand für die Kniegelenke zu hoch und damit schädlich ist.

Wenn nach der Genesung von Kniegelenksverletzungen die betroffenen Strukturen weitgehend verheilt sind, können für das Aufbautraining auch andere Sportarten zugelassen werden.

Von Sportarten der Gruppe C ist wegen der großen Kniegelenksbelastung im Allgemeinen abzuraten.

Niemals sollten Sportarten betrieben werden, nach denen das Kniegelenk anschwillt oder Schmerzen im Gelenk auftreten! Im Zweifelsfall sollten Sie sich mit Ihrem Arzt über die jeweilige Sportart beraten.

10. Trainiere täglich deine Beinmuskeln

Die Muskulatur sorgt für Bewegungskraft. Außerdem sichert sie die Stabilität des Gelenks, schützt den Bandapparat und verhindert, dass das Kniegelenk, wie bei schwachen Bändern, umknickt. Gut trainierte Beinmuskeln sichern die Gelenkführung und schützen den Knorpel.

Für das Training der Beinmuskeln ist wichtig, dass Knorpel und Bandstrukturen nicht überstrapaziert werden, aber dennoch ein guter Trainingseffekt erreicht wird. Sportarten wie Schwimmen und Radfahren sorgen für ein Training der Beinmuskeln und für eine Verbesserung der Koordination. Hat man keine Möglichkeit hierzu, so sollte man eine intensive Kniegymnastik machen. Mindestens einmal täglich sollten Übungen zum Training der Muskulatur und der Koordination durchgeführt werden. Die Kniegelenksübungen sind nach drei häufigen Kniegelenksbeschwerdebildern eingestuft. Wer keine Beschwerden im Kniegelenk hat, kann grundsätzlich jede dieser Übungen ausführen. Sind Sie sich nicht sicher, wie Ihre Kniegelenksbeschwerden einzuordnen sind, so können Sie auf jeden Fall die Übungen mit dem Kennbuchstaben A einstudieren.

Alle Übungen, die man intensiv macht, können einen Muskelkater auslösen. Während der Übungen selbst sollte kein Schmerz im Kniegelenk auftreten, und auch unmittelbar nach den Übungen darf das Knie weder schmerzen noch anschwellen.

Im Zweifelsfall sollten Sie Ihren Arzt fragen, welche Übungen er Ihnen besonders empfiehlt. Schaffen Sie sich auf jeden Fall ein festes Programm mit Übungen, die Sie sicher und regelmäßig, mindestens einmal am Tag machen. Auch wenn Sie keine Beschwerden mehr haben, sollten Sie das Übungsprogramm fortführen und die Regeln der Knieschule beachten, um erneuten Beschwerden und weiteren Veränderungen vorzubeugen. Für Menschen mit Kniebeschwerden ist die Knieschule mit ihren Vorsichtsmaßnahmen und Übungen so wichtig wie das Zähneputzen.

Die 10 Regeln im Überblick

1. Du sollst dich bewegen
2. Verringere dein Körpergewicht
3. Entlaste dein Kniegelenk
4. Trage keine schweren Lasten
5. Vermeide längeres Stehen und Gehen
6. Trage Schuhe mit flachen Absätzen
7. Gehe auf weichen Sohlen
8. Vermeide starke Kniebeugung
9. Treibe kniefreundliche Sportarten
10. Trainiere täglich deine Beinmuskeln

Kniegymnastik

Ein gymnastisches Übungsprogramm für das Kniegelenk hat zwei wichtige Ziele. Zum einen soll die Muskulatur trainiert werden, um das Kniegelenk in Belastung und Bewegung zu stabilisieren und den Bewegungsablauf durch Zusammenspiel zu koordinieren. Zum anderen soll mit den gymnastischen Übungen die Bewegungsfähigkeit verbessert werden, wenn z.B. aufgrund von arthrotischen Veränderungen die Bewegung eingeschränkt ist.

Prinzipiell gilt natürlich, dass jede Übung, die Schmerzen bereitet, sofort beendet werden muss und auch auf Dauer zu vermeiden ist. Keine Übung verlangt maximale Kraftanstrengung, sie dienen alle dem Ausdauertraining.

Die folgenden Übungen sind so aufgebaut, dass sie keine besonderen Hilfsmittel erfordern. Jede dieser Übungen kann

schon unmittelbar nach Operation des Kniegelenks durchgeführt werden, sofern die für die Übung erforderliche Stellung
keine Schwierigkeiten bereitet. Wenn der Bewegungsumfang
des Gelenks nach der Operation aus medizinischen Gründen
eingeschränkt ist, so dürfen auch die Übungen nur im erlaub-
ten Bewegungsausmaß durchgeführt werden.

Die verschiedenen Beschwerdebilder des Kniegelenks bie-
ten unterschiedliche Voraussetzungen der Belastbarkeit und
erfordern daher verschiedene Schwerpunkte in der gymnastischen Behandlung. Darum sind die Übungen mit Kennzeich
nungen für die verschiedenen Beschwerdebilder versehen:

A = Arthrose, Rheuma, Entzündung, Knieprothese, Knochenbrüche

KB = Kreuzbanderkrankungen

KS = Kniescheibenerkrankungen

Patienten mit behandelten Meniskusverletzungen dürfen
alle Übungen durchführen.

Bei einer Arthrose des Kniegelenks ist die Beweglichkeit
wegen der Veränderungen der Gelenkflächen eingeschränkt
und die Muskulatur infolge der Schonung geschwächt. Für
eine bessere Belastbarkeit und Beweglichkeit ist ein gezieltes
Training der Muskulatur sowie der Kniegelenkbeweglichkeit
erforderlich. Ansonsten würde die Muskulatur unweigerlich
schwächer und das Kniegelenk zunehmend einsteifen. Die
Übungen sollen einem schnellen Fortschreiten der Arthrose
begegnen und die Beweglichkeit und Belastbarkeit trainieren.

Bei Schäden und nach Operationen des vorderen Kreuzbandes muss die Kniegelenksmuskulatur die Funktion des
Kreuzbands unterstützen und damit dem Kniegelenk Sicher-

heit geben. Die fehlende Belastbarkeit des vorderen Kreuzbands muss durch die Kraft und Stabilität der Muskulatur
ausgeglichen werden, damit nicht weitere Verletzungen auftreten.

Veränderungen der Kniescheibe mit Erkrankungen des
Kniescheibenknorpels verlangen ein spezielles Training der
Muskulatur der Oberschenkelinnenseite (M. vastus medialis), da diese die Kniescheibe aus der Verlagerung zur Außenseite zieht und damit die Gleitbewegung der Kniescheibe verbessert. Andernfalls könnte der Verschleißprozess der Kniescheibe fortschreiten und sowohl die Beweglichkeit als auch
die Belastbarkeit des Kniegelenks vermindern.

Grundsätzlich gilt, dass keine dieser Übungen während
des Trainings oder unmittelbar danach Schmerzen im Kniegelenk hervorrufen darf. Eine Übung, die Schmerzen verursacht, darf nicht durchgeführt werden.

Trainieren Sie die für Ihre Erkrankung angegebenen
Übungen zu Anfang zweimal täglich, um so die Muskulatur
zu kräftigen. Wenn Sie den nötigen Trainingserfolg erreicht
haben und Ihre Muskulatur verbessert ist, sollten Sie Ihr
Übungsprogramm einmal täglich durchführen.

Für die nachfolgenden Übungen benötigen Sie einen Stuhl,
ein Handtuch, ein dickes Buch und ein Kissen.

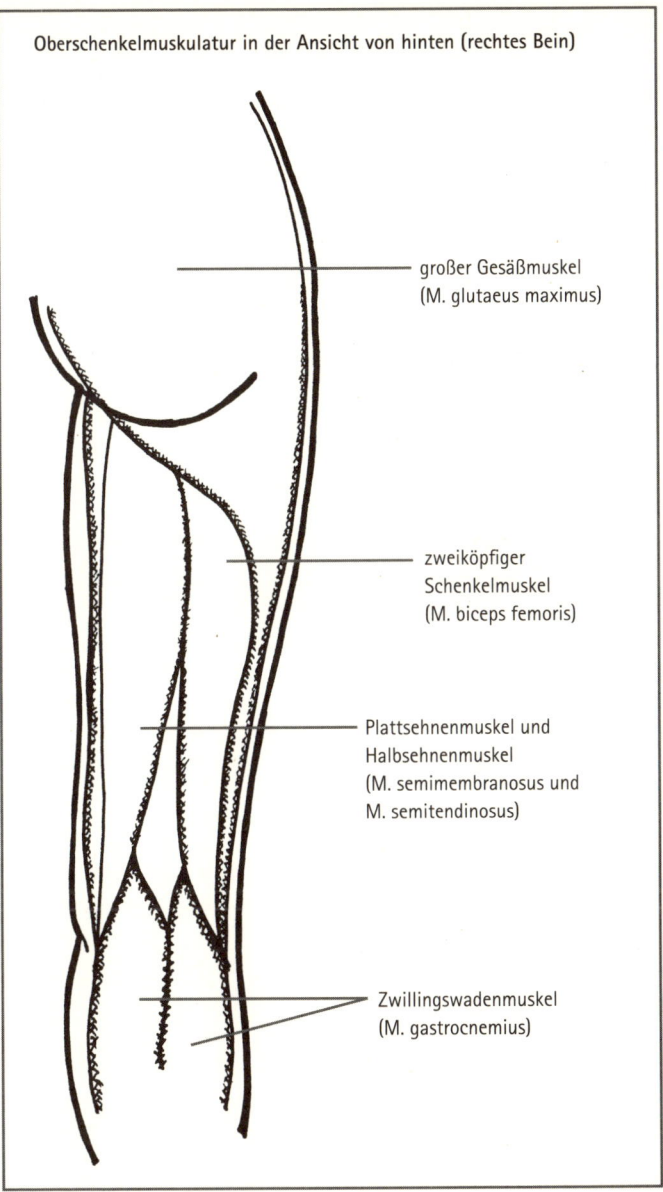

Oberschenkelmuskulatur in der Ansicht von hinten (rechtes Bein)

großer Gesäßmuskel
(M. glutaeus maximus)

zweiköpfiger
Schenkelmuskel
(M. biceps femoris)

Plattsehnenmuskel und
Halbsehnenmuskel
(M. semimembranosus und
M. semitendinosus)

Zwillingswadenmuskel
(M. gastrocnemius)

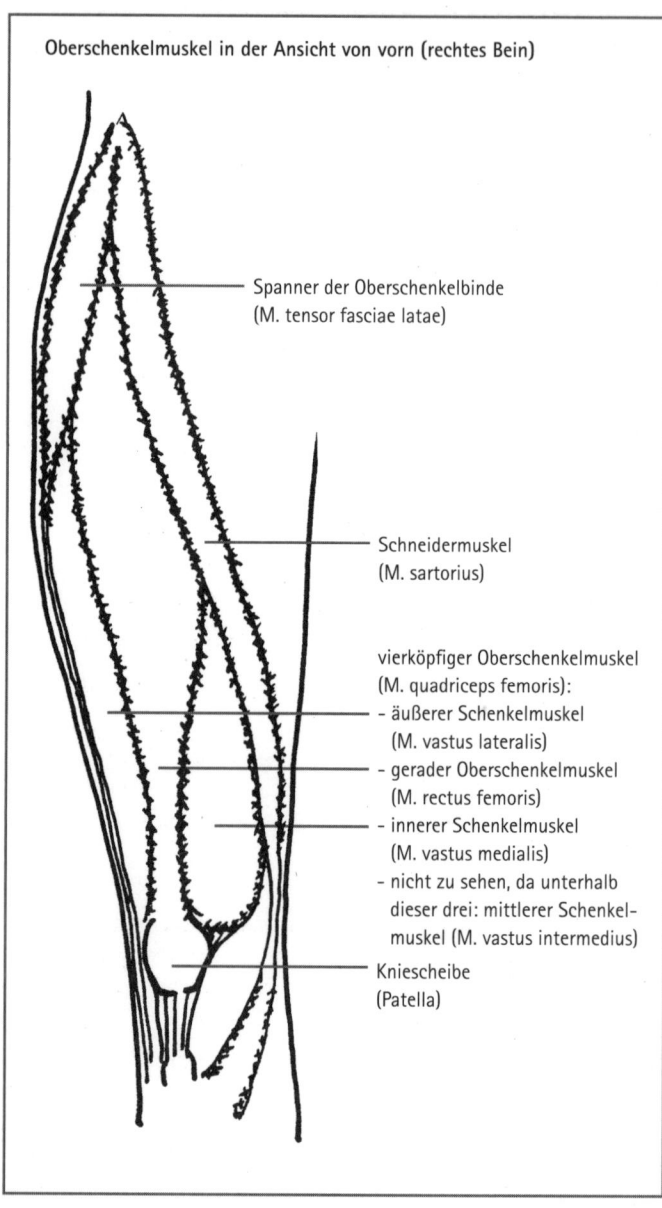

Oberschenkelmuskel in der Ansicht von vorn (rechtes Bein)

Spanner der Oberschenkelbinde
(M. tensor fasciae latae)

Schneidermuskel
(M. sartorius)

vierköpfiger Oberschenkelmuskel
(M. quadriceps femoris):
- äußerer Schenkelmuskel
  (M. vastus lateralis)
- gerader Oberschenkelmuskel
  (M. rectus femoris)
- innerer Schenkelmuskel
  (M. vastus medialis)
- nicht zu sehen, da unterhalb
  dieser drei: mittlerer Schenkelmuskel (M. vastus intermedius)
Kniescheibe
(Patella)

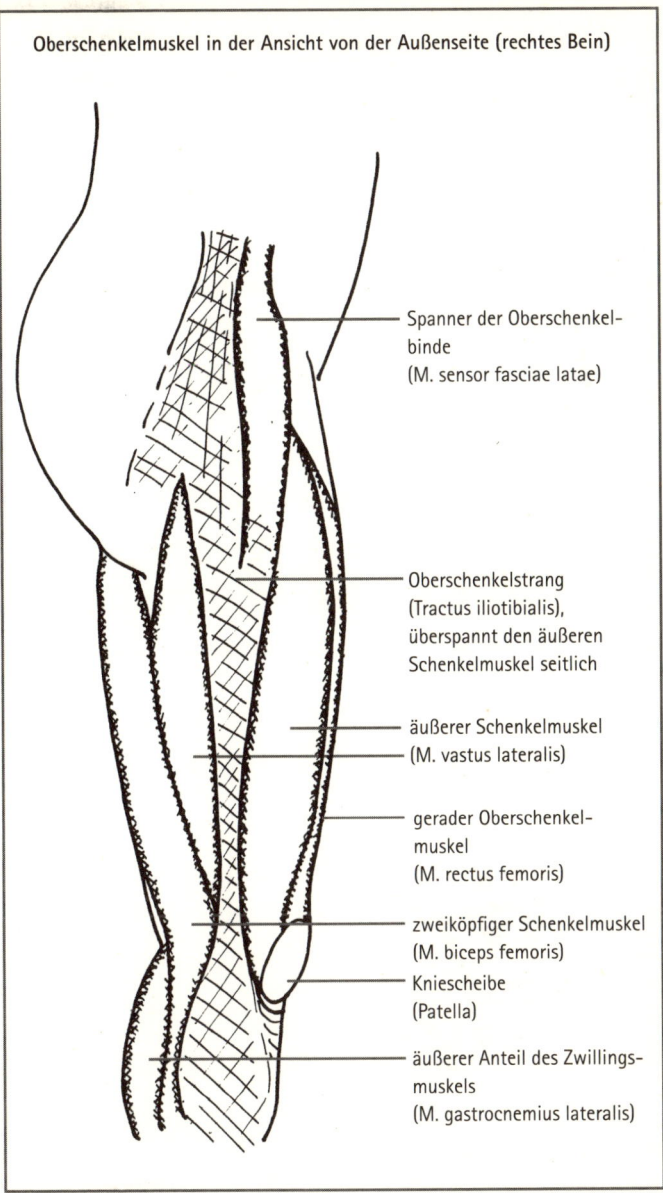

Oberschenkelmuskel in der Ansicht von der Außenseite (rechtes Bein)

Spanner der Oberschenkel-
binde
(M. sensor fasciae latae)

Oberschenkelstrang
(Tractus iliotibialis),
überspannt den äußeren
Schenkelmuskel seitlich

äußerer Schenkelmuskel
(M. vastus lateralis)

gerader Oberschenkel-
muskel
(M. rectus femoris)

zweiköpfiger Schenkelmuskel
(M. biceps femoris)

Kniescheibe
(Patella)

äußerer Anteil des Zwillings-
muskels
(M. gastrocnemius lateralis)

Übungen im Sitzen

Setzen Sie sich bequem auf einen
Stuhl und legen Sie die Hände auf die
Oberschenkel oder an die Sitzfläche
des Stuhls.

Übung 1 (A/KB/KS)

Ausgangsstellung

Klemmen Sie sich ein dickes Buch zwischen die Füße.

Übungsausführung

Heben Sie das Buch an, indem Sie die Knie strecken.
Halten Sie diese Position 5 sec, ehe Sie die Füße
wieder absenken.

Führen Sie diese Übung fünfmal durch.

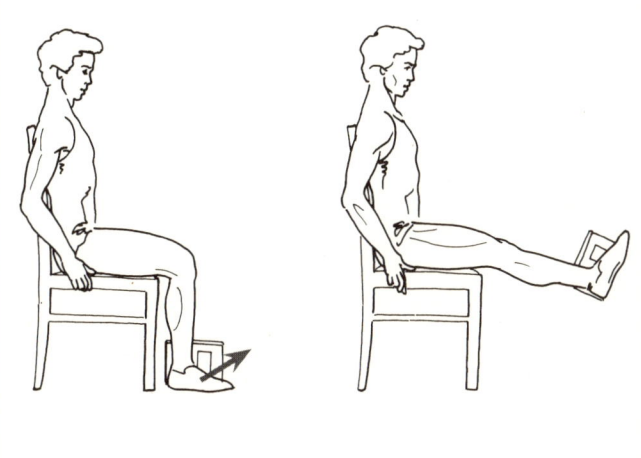

Übung 2 (A/KS)

Ausgangsstellung
Klemmen Sie sich ein Handtuch zwischen die Knie.

Übungsausführung
Drücken Sie nun die Unterschenkel und Knie fest
zusammen und halten Sie die Spannung ca. 5 sec,
bevor Sie für 10 sec entspannt sitzen bleiben.

Führen Sie diese Übung fünfmal durch.

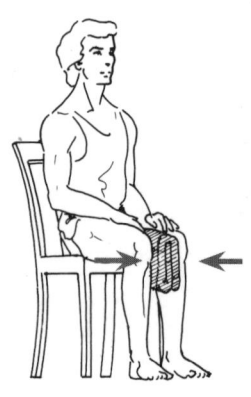

Übung 3 (KB)

Ausgangsstellung
Führen Sie den Fuß des gesunden Beins hinter den Fuß
   des betroffenen Beins.

Übungsausführung
Drücken Sie nun die Unterschenkel und Knie fest
   zusammen und halten Sie die Spannung 8 sec,
   bevor Sie für 8 sec entspannt sitzen bleiben.

Wiederholen Sie diese Übungsfolge fünfmal.

Die Beine wechseln und die Übung mit dem anderen
   Bein fünfmal durchführen.

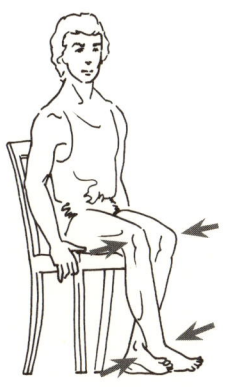

Übung 4 (A/KB/KS)

Ausgangsstellung
Nehmen Sie eine bequeme Sitzhaltung ein. Hüfte und
Knie sind gebeugt.

Übungsausführung
Ziehen Sie nun im Wechsel die Fußspitzen an und
strecken Sie sie.

Führen Sie diese Übung zehnmal durch.

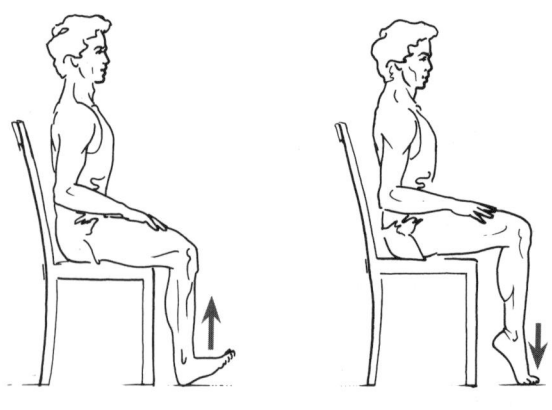

Übung 5 (A/KS)

Ausgangsstellung

Heben Sie das betroffene Bein gestreckt an, drehen Sie
die Fußspitze leicht nach außen und ziehen Sie die
Zehen kräftig an.

Übungsausführung

Beugen Sie das Knie, drehen Sie dabei die Fußspitze
nach außen. Strecken und beugen Sie das Bein, ohne
die Fußhaltung zu verändern (so, als ob Sie mit der
Ferse einen Nagel in eine Wand einschlagen wollten).

Führen Sie diese Übung fünfmal durch.

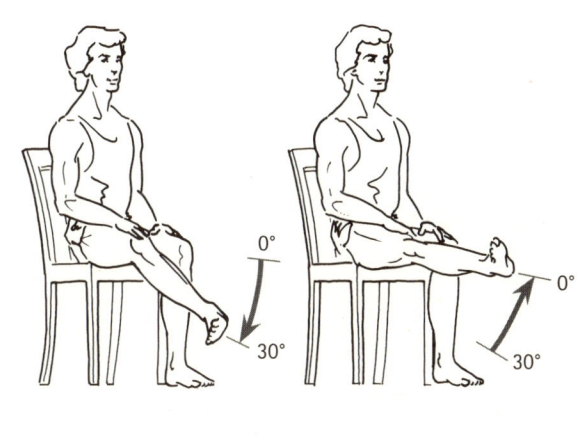

Übung 6 (KB)

Ausgangsstellung

Heben Sie das erkrankte Bein im Knie leicht gebeugt an,
drehen Sie die Fußspitze leicht nach außen und ziehen
Sie die Zehen kräftig an.

Übungsausführung

Beugen Sie das Knie, drehen Sie dabei die Fußspitze
nach außen. Strecken (bis 30°) und beugen (bis 60°)
Sie das Bein, ohne die Fußhaltung zu verändern.

Führen Sie diese Übung fünfmal durch.

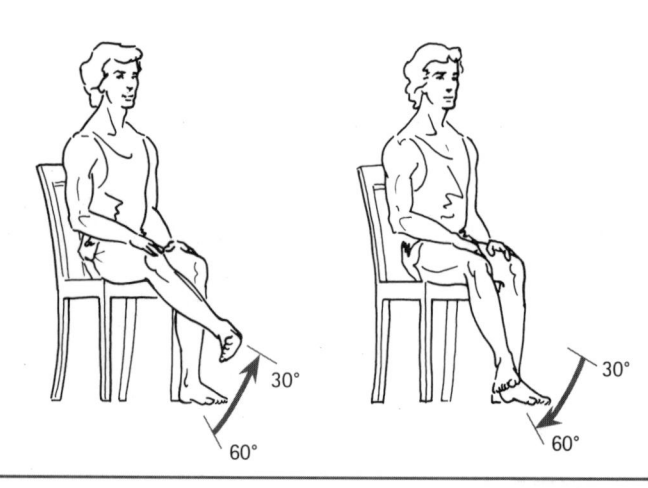

Übung 7 (A/KB/KS)

Ausgangsstellung
Führen Sie den Unterschenkel des betroffenen Beins
    zur Seite und nach hinten.

Übungsausführung
Ziehen Sie die Zehen hoch und drehen Sie die
    Zehenspitzen nach außen. Führen Sie jetzt das
    Bein langsam nach vorne und zur Mitte (diagonale
    Bewegung) und anschließend wieder zurück.

Führen Sie diese Übung fünfmal durch.

Führen Sie diese Übung auch mit dem anderen Bein
    durch.

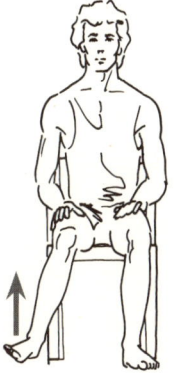 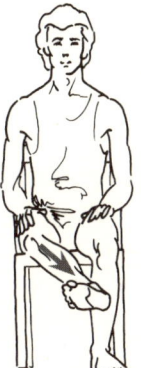

Übungen in Rückenlage

Legen Sie sich bequem auf den Rücken.
Für einzelne Übungen benötigen Sie
ein Kissen bzw. ein Handtuch. Achten
Sie bei diesen Übungen stets darauf,
dass die Wirbelsäule bei der Rückenlage
nicht im Hohlkreuz ist. Um der Hohl-
kreuzausprägung entgegenzuwirken,
sollten Sie das Bein, das Sie nicht für
die Übungen benötigen, in der Hüfte
gebeugt anstellen.

Übung 8 (A/KB/KS)

Ausgangsstellung

Das gesunde Bein wird im Kniegelenk leicht gebeugt
und mit dem Fuß auf den Boden gestellt. Legen Sie
ein Kissen unter das Knie des betroffenen Beins.

Übungsausführung

Ziehen Sie die Zehen hoch und drücken Sie dann die
Kniekehle des betroffenen Beins fest in das Kissen.
Dabei wird die Ferse vom Boden abgehoben. Halten
Sie die Spannung 5 sec, dann 10 sec entspannen.

Führen Sie diese Übung fünfmal durch.

Führen Sie diese Übung auch mit dem anderen Bein
durch.

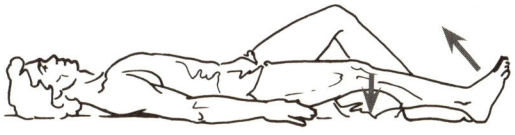

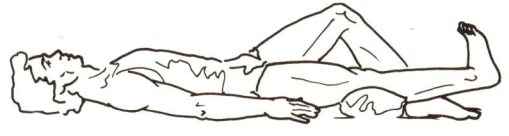

Übung 9 (A/KB/KS)

Ausgangsstellung

Beugen Sie das gesunde Bein im Kniegelenk und stellen
Sie den Fuß auf den Boden. Das betroffene Bein wird
gestreckt abgespreizt, dabei zeigt die Fußspitze nach
außen.

Übungsausführung

Führen Sie jetzt das abgespreizte Bein über das gesunde
Bein hinweg wie über einen kleinen Berg.

Führen Sie diese Übung fünfmal durch.

Führen Sie diese Übung auch mit dem anderen Bein
durch.

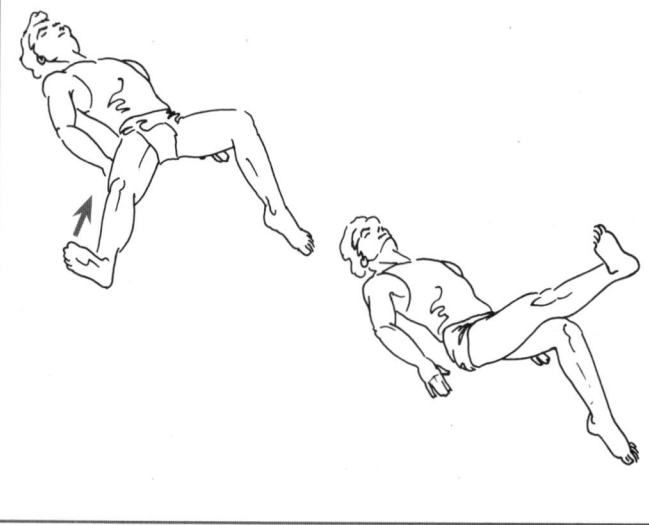

Übung 10 (A)

Ausgangsstellung
Das gesunde Bein wird im Knie leicht gebeugt und der Fuß auf den Boden gestellt.

Das betroffene Bein wird leicht gebeugt angehoben.

Übungsausführung
Versuchen Sie nun, das betroffene Bein kraftvoll im Knie zu strecken und dann wieder zu beugen.

Führen Sie diese Übung fünfzehnmal durch.

Führen Sie diese Übung auch mit dem anderen Bein durch.

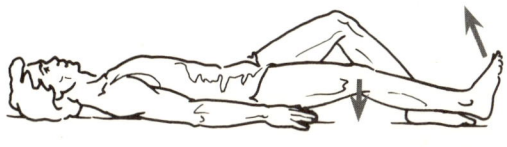

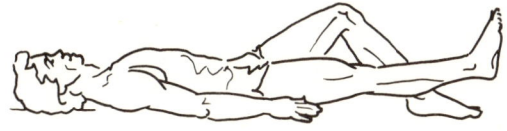

Übung 11 (KB/KS)

Ausgangsstellung

Das gesunde Bein wird im Knie leicht gebeugt, und der Fuß
wird auf den Boden gestellt. Legen Sie von hinten ein
Handtuch um den Oberschenkel des betroffenen Beins
und halten Sie die Handtuchenden mit den Händen fest.

Übungsausführung

Führen Sie das Bein leicht angewinkelt nach oben (so
weit es schmerzfrei geht). Pressen Sie das Bein gegen
das Handtuch und versuchen Sie, das Knie zu strecken.
Halten Sie die Spannung 5 sec, anschließend 10 sec
entspannen.

Führen Sie diese Übung fünfmal durch.

Führen Sie diese Übung auch mit dem anderen Bein durch.

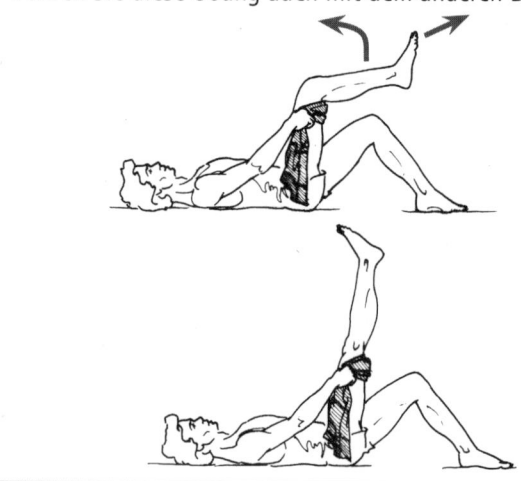

Übung 12 (A/KB/KS)

Ausgangsstellung
Beugen Sie beide Knie und Hüften und setzen Sie die
  Füße auf den Boden.

Übungsausführung
Führen Sie nun gleichzeitig beide Knie nach außen und
  wieder in die Ausgangsstellung.

Führen Sie diese Übung fünfmal durch.

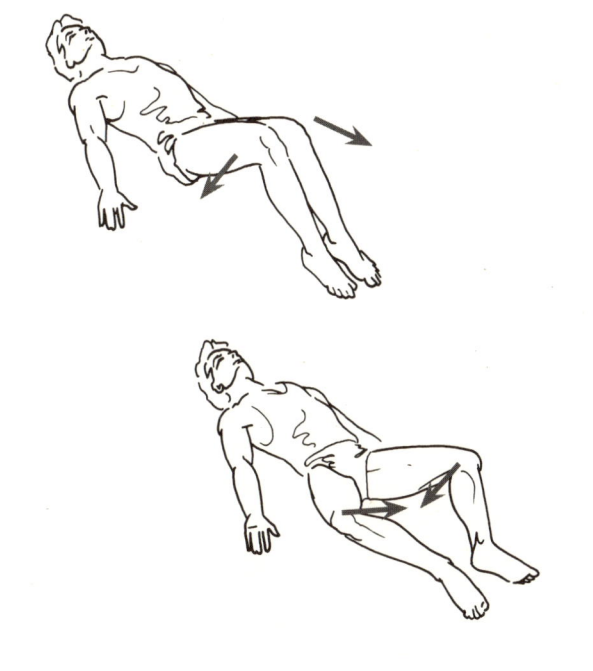

Übung 13 (A/KS)

Ausgangsstellung

Ziehen Sie beide Beine an; die Füße bleiben auf dem
Boden.

Übungsausführung

Versuchen Sie den Rumpf möglichst hochzudrücken.
Kneifen Sie dabei das Gesäß fest zusammen und
drücken Sie die Fersen auf den Boden. Halten Sie
diese Position 5 sec, bevor Sie in die Ausgangsstellung zurückkehren und 10 sec entspannen.

Führen Sie diese Übung fünfmal durch.

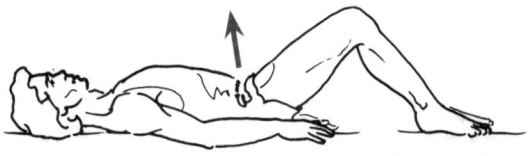

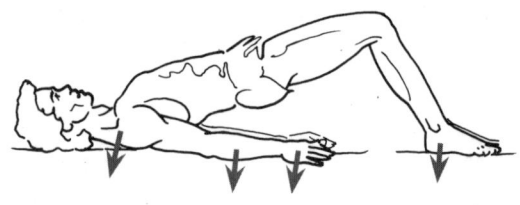

Übung 14 (KB)

Ausgangsstellung
Beugen Sie Hüfte und Knie. Legen Sie die Unterschenkel
auf die Sitzfläche eines Stuhls.

Übungsausführung
Versuchen Sie nun den Rumpf hochzudrücken. Kneifen
Sie dabei das Gesäß fest zusammen und drücken Sie
die Fersen in die Sitzfläche des Stuhls. Halten Sie
die Position 5 sec, bevor Sie in die Ausgangsstellung
zurückkehren und 10 sec entspannen.

Führen Sie diese Übung fünfmal durch.

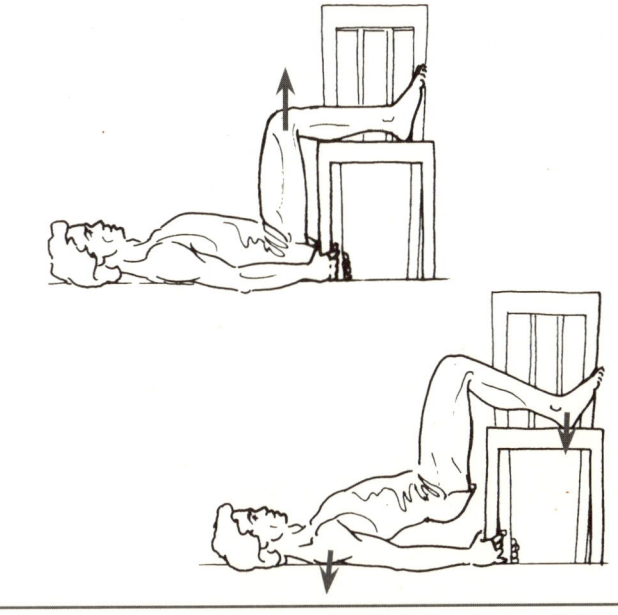

Übung 15 (A/KB/KS)

Ausgangsstellung

Beugen Sie Hüfte und Knie. Die Füße werden gegen eine
Wand gestellt.

Übungsausführung

Drücken Sie nun die Füße gegen die Wand und halten Sie
diese Stellung für 5 sec. Danach 10 sec entspannen.

Führen Sie diese Übung fünfmal durch.

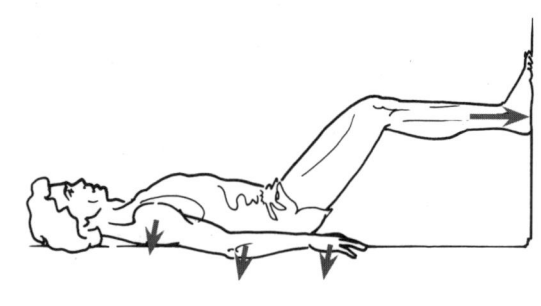

Übung 16 (KS)

Ausgangsstellung

Legen Sie beide Beine leicht gespreizt und gestreckt auf
den Boden.

Übungsausführung

Führen Sie das betroffene Bein nach außen, drehen Sie
die Fußspitze ebenfalls nach außen. Führen Sie nun
das Bein diagonal (die Fußspitze zeigt dabei immer
nach außen) zur anderen Seite über das gesunde Bein.
Halten Sie diese Stellung 5 sec. Führen Sie nun das
Bein auf dem gleichen Weg zurück und entspannen
Sie 10 sec.

Führen Sie diese Übung fünfmal durch.

Führen Sie diese Übung auch mit dem anderen
Bein durch.

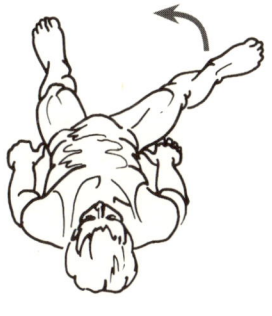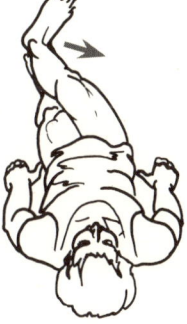

Übungen in Bauchlage

Begeben Sie sich in Bauchlage und
legen Sie ein Kissen unter beide Knie.

Übung 17 (A/KB/KS)

Ausgangsstellung

Beugen Sie beide Knie. Überkreuzen Sie die Füße so, dass der Fuß des gesunden Beins auf der Wade des betroffenen liegt (Fuß des gesunden Beins liegt oben).

Übungsausführung

Versuchen Sie, das erkrankte Bein gegen den Widerstand des anderen Beins an das Gesäß zu ziehen. Drücken Sie dabei den Bauch fest auf den Boden. Halten Sie die Spannung 5 sec, danach entspannen Sie 10 sec.

Führen Sie diese Übung fünfmal durch.

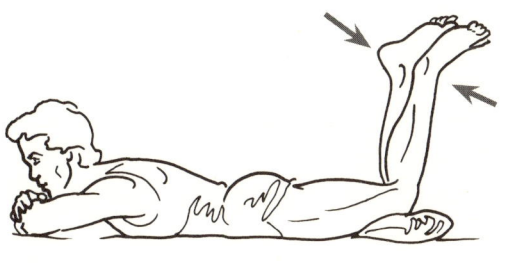

Übung 18 (A/KS)

Beugen Sie abwechselnd das rechte und das linke Knie
ca. 1 Minute.

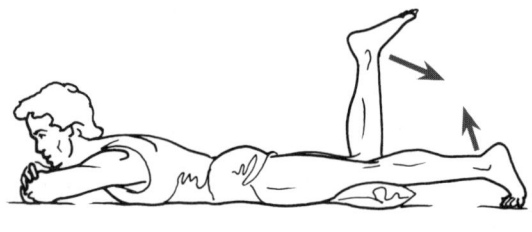

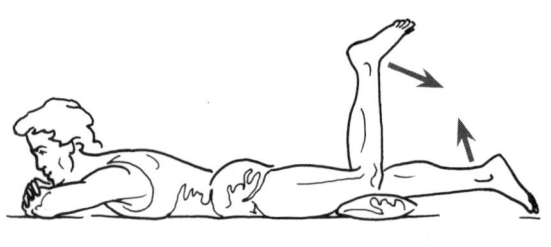

Übung in Seitenlage

Begeben Sie sich in die Seitenlage.

Übung 19 (A/KB)

Ausgangsstellung

Das betroffene Bein liegt oben. Winkeln Sie das unten
liegende, gesunde Bein an, indem Sie Hüfte und Knie
beugen.

Übungsausführung

Heben Sie nun das erkrankte Bein gestreckt an. Halten
Sie die Position 5 sec, bevor Sie das Bein ablegen und
10 sec entspannen.

Führen Sie diese Übung fünfmal durch.

Führen Sie diese Übung auch mit dem anderen Bein
durch.

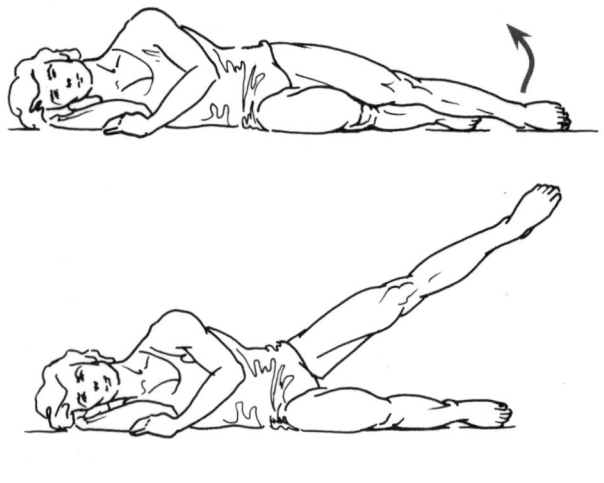

Sport bei Kniebeschwerden: Gefahren und Empfehlungen

Der Wunsch, nach einer erlittenen Kniegelenksverletzung oder -erkrankung sportlich aktiv zu sein, rührt zumeist daher, dass der Betreffende schon zuvor Sport getrieben hat. Prinzipiell ist sportliche Betätigung gut. Es kommt jedoch darauf an, kniegelenkbelastende Bewegungsabläufe zu meiden und möglichst solche zu unterstützen, die einen Trainingseffekt für das Kniegelenk haben.

Im Nachfolgenden werden die einzelnen Sportarten in drei Gruppen (A, B und C) eingeteilt. Zur Gruppe A gehören die kniegelenkfreundlichen Sportarten, die wenig belastend sind und einen Trainingseffekt für die Kniegelenksmuskulatur, das maximale Bewegungsausmaß und den gesamten Bewegungsablauf haben: z.B. Schwimmen und Radfahren, diese werden auch als Gesundheitssportarten bezeichnet. Hierbei kann das Gelenk mit wenig Belastung gut kontrolliert durchbewegt werden. B-Sportarten beanspruchen das Kniegelenk stärker, weshalb sie nur von demjenigen ausgeübt werden sollten, der im täglichen Leben Kniegelenksbelastungen ohne Einschränkung verkraftet. Das Belastungsstadium dieser Sportarten hat einen größeren Trainingseffekt für die kniegelenkstabilisierende Muskulatur und den Bewegungsablauf. Für C-Sportarten sind gut trainierte Muskeln Voraussetzung. Wegen der übermäßigen Kniebelastung und Stabilitätsbeanspruchung ist für alle, die eine Kniegelenksinstabilität haben, die Versorgung mit Knieschienen Pflicht. Es besteht in besonderem Maße die Gefahr, dass die Kniegelenksbelastung zu Verdrehbewegungen, Verrenkungen und erneuter Instabilitätsverletzung führt.

Der geübte Sportler wird durch die Entwicklung eines individuellen Stils diejenigen Bewegungsabläufe meiden, die das Kniegelenk belasten, und geschickt Ausgleichsmechanismen schaffen. Neben der Gruppeneinteilung in A, B und C können noch Extremsportarten unterschieden werden. Hierbei muss mit derartigen Kniebelastungen gerechnet werden, dass von diesen Sportarten grundsätzlich abzuraten ist. Auch bei wiederhergestelltem Kniegelenk muss vor diesen übermäßigen Belastungen ausdrücklich gewarnt werden.

Letztlich sollte die Sportfähigkeit im Einzelfall mit dem behandelnden Arzt abgesprochen werden. Individuelle Abweichungen sowohl zu einer vermehrten als auch zu einer verminderten Belastbarkeit sind möglich. Der Einteilung in A-, B- und C-Sportarten liegt keine verletzungsabhängige Bewertung zugrunde. Die Grundanforderungen der jeweiligen Sportart sollten von jedem Betroffenen selbstkritisch bewertet werden. Eine Überanstrengung ist prinzipiell strikt zu vermeiden. Sie macht sich in erster Linie als Erschöpfung bemerkbar. Die Bewegungsabläufe werden unkontrolliert. Aufgrund der muskulären Schwäche sind die sichere Führung und Stabilität des Kniegelenks vermindert. Somit besteht die besondere Gefahr einer erneuten Kniegelenksverletzung. Die Überbelastung des Kniegelenks kann zu Reizungen führen, wie beispielsweise einer Schwellung des Kniegelenks. Deswegen sollte die Belastung schon bei den ersten Zeichen von Erschöpfung reduziert werden, z. B. durch das Einlegen entsprechender Pausen oder den Verzicht auf die jeweilige Sportart.

Übermäßige Beanspruchung des Kniegelenks wie kräftiges Anlaufen, abruptes Abstoppen oder große Sprungbelastungen sind grundsätzlich riskant und nur insoweit möglich, als keine Müdigkeits- und Erschöpfungszeichen auftreten. Ist ein bestimmter Bewegungsablauf sogar schmerzauslösend, so muss dieser unbedingt auf Dauer vermieden werden. Schmerz ist ein Warnsignal der übermäßigen Beanspruchung. Keineswegs darf durch den Schmerz hindurchtrainiert werden, wie es mitunter bei Sportlern suggeriert wird mit markanten Sätzen wie: Run through the pain (Renne durch den Schmerz).

Der pauschale Ratschlag, nach Kniegelenksbeschwerden fortan nur noch zu schwimmen, Rad zu fahren und allenfalls zu joggen, ist unbefriedigend. Diese zweifellos kniefreundlichen Sportarten sollten im Einzelfall entsprechend den individuellen Wünschen und Möglichkeiten ergänzt werden, auch um Mannschaftssportarten. Keineswegs darf es so sein, dass man sich nach einer Kniegelenksverletzung oder -erkrankung nur noch Einzelgänger-Sportarten mit verminderter Beanspruchung der Gesamtleistungsfähigkeit widmen darf.

Bei Mannschaftssportarten besteht allerdings eine erhöhte Verletzungsgefahr durch die Bewegungen und Belastungen an sich sowie durch die Mitspieler. Deswegen sind Mannschaftssportarten mit großem körperlichem Einsatz in erster Linie denjenigen vorbehalten, die ihr Kniegelenk sicher und bei Dauerbelastung relativ beschwerdefrei bewegen können.

Je nach Art der Kniegelenkserkrankung sind einige prinzipielle Regeln der sportlichen Beanspruchung zu berücksichtigen:

Nach operativer Beseitigung von *Meniskusverletzungen* besteht üblicherweise wieder volle Sportfähigkeit. Die gewünschte Sportart kann in der Regel innerhalb weniger Wochen wieder voll ausgeübt werden.

Bei *arthrotischen* Veränderungen und sonstigen *Knorpelerkrankungen* sollte die Bewegungsfähigkeit des Kniegelenks so weit wie möglich ausgenutzt werden, unter weitgehender

Vermeidung einer Gewichtsbelastung. Bei einer operativ behandelten Knorpel-Knochen-Absprengung kann erst nach Monaten wieder langsam mit knieschonenden Sportarten der Gruppe B begonnen werden. Die Zeit der Gehstützenentlastung muss streng eingehalten werden, um das Operationsergebnis nicht zu gefährden.

Bei einer *Instabilität* sind diejenigen Bewegungsabläufe zu meiden, die in besonderem Maße die Stabilität des Kniegelenks beanspruchen. Bei C-Sportarten ist eine Knieschiene zur äußeren Stabilisierung notwendig. Für andere Sportarten sollte individuell geprüft werden, ob eine Schienenversorgung erforderlich ist.

Entzündlich veränderte Kniegelenke sollten in der beschwerdefreien Zeit schonend belastet werden. Dies kann sehr wohl mit einem intensiven Training der Muskulatur (A-Sportarten) einhergehen. Zeigen sich Entzündungszeichen, ist eine entsprechende Schonung erforderlich. Die Gymnastik sollte nur in Abstimmung mit dem Arzt oder dem betreuenden Krankengymnasten erfolgen.

Bei allen Erkrankungen der *Kniescheibe* muss die Kniebeuge mehr noch als sonst vermieden werden. Sind beide Kniegelenke so erkrankt, dass eine sichere Bewegung und beschwerdearme Dauerbelastung nicht möglich sind, sollten grundsätzlich nur A-Sportarten betrieben werden – B-Sportarten nur nach Absprache mit dem Arzt.

Bei allen Sportarten sollten die besonderen Verhaltensmaßnahmen der Knieschule befolgt werden!

Sportarten der Gruppe A

Schwimmen

Im Wasser können Bewegungen durchgeführt und Bewegungsausmaße erzielt werden, die sonst nur unter großer Mühe möglich sind. Die Auftriebskraft des Wassers verringert das Körpergewicht. Dadurch wird die maximale Beweglichkeit verbessert. Außerdem kann bei der Wassergymnastik und beim Schwimmen der Widerstand des Wassers bei der Bewegung therapeutisch eingesetzt werden, um die Muskulatur zu trainieren.

Die Wassertemperatur sollte möglichst zwischen 32°C und 34°C liegen, also eher wärmer sein. Auf keinen Fall darf das Wasser als kalt empfunden werden und das Gefühl des Frierens entstehen, da sich dann die Muskulatur verkrampft. Warmes Wasser wird als wohltuend empfunden, und die Muskulatur ist entspannt. Auch nach dem Schwimmen sollten Sie darauf achten, dass Sie nicht frieren. Die Muskeln müssen warm gehalten werden.

Für das Schwimmen ist insbesondere der Beinschlag der Kraulbewegung zu empfehlen. Hierbei wird eine einfache Scharnierbewegung durchgeführt. Ob die Froschbewegung der Beine beim Brustschwimmen möglich ist, muss im Einzelfall entschieden werden und hängt davon ab, inwieweit die Beanspruchung der Kniegelenksbänder gegen Widerstand möglich ist.

Sie sollten stets nur so schwimmen, dass Sie sich sicher fühlen. Aufgrund der geringen Belastung des Gelenks kann Schwimmen auch als hervorragende Konditionsübung eingesetzt werden und fördert Kreislauf und Atmung. Außerdem wird durch Schwimmen der Stoffwechsel angeregt.

Radfahren

Radfahren wird ebenso wie Schwimmen als Gesundheitssportart bezeichnet. Das Gewicht des Oberkörpers ruht auf dem Sattel und muss nicht von den Beinen getragen werden. Hüft- und Kniegelenke werden mit verminderter Gewichtsbelastung bewegt. Das Kniegelenk wird in einer Scharnierbewegung bewegt. Radfahren sollte möglichst auf ebenem Boden betrieben werden. Ein Anfahren gegen eine Steigung verursacht eine vermehrte Belastung für das Kniegelenk, weil mehr Kraft aufgebracht werden muss.

Die Höhe des Fahrradsattels sollte so eingestellt sein, dass das Kniegelenk im schmerzfreien Bewegungsraum durchbewegt wird. Es ist also nicht erforderlich, stets das Kniegelenk ganz zu strecken.

Die Beinmuskulatur sollte warm gehalten werden. Rheumatiker müssen besonders darauf achten, dass sie beim Fahrradfahren nicht ins Schwitzen geraten und durch den Fahrtwind abkühlen. Achten Sie auch darauf, dass Sie beim Fahrradfahren stets aufrecht sitzen, und fahren Sie nur so lange, wie Sie sich nicht mühen müssen. Wenn Sie ein Ziehen in den Beinmuskeln verspüren, sollten Sie eine Pause einlegen oder abbrechen.

Der Vorteil eines Heimfahrrades liegt darin, dass hier keine Unsicherheiten beim Fahren auftreten, nicht zusätzlich das Gleichgewicht gehalten werden muss und der Oberkörper immer sicher auf dem Sattel sitzt. Die Beinkraft kann gezielt dosiert werden. Die Länge der Beanspruchung ist beliebig. Es kann jederzeit abgebrochen werden.

Wandern auf ebenem Gelände

Beim Wandern sollten Sie die Grundregel beherzigen, dass das Schuhwerk eine weiche Sohle und einen weichen Absatz haben muss. Zusätzliche Gewichtsbelastungen, etwa durch Gepäck, sind möglichst zu vermeiden. Zur Erleichterung kann noch ein Gehstock (Wanderstock) mitgeführt werden, der dann auf der Seite des nicht betroffenen Kniegelenks eingesetzt wird.

Beim Wandern sind möglichst Wege auf ebenem Gelände zu wählen. Wanderungen bergan oder bergab beanspruchen die Muskulatur für Haltearbeit zur Sicherung des Gelenks. Ist der Weg uneben oder gar steinern mit losem Geröll, wird der Gang unsicher, und es besteht die Gefahr umzuknicken. Hierbei sind erhöhte Anforderungen an die Koordination gestellt, und das Gehen ist deutlich erschwert. Sie sollten solche Wege unbedingt meiden.

Standard-Tanzen

Gehen wir davon aus, dass Tanzen nicht als Turniersport, sondern als Ausdruck der Lebensfreude betrieben wird, so kann dies auch nach endoprothetischer Versorgung des Kniegelenks fortgeführt werden. Die verschiedenen Bewegungen werden kontrolliert und dosiert durchgeführt. Überraschungselemente sollten vermieden werden. Die Beanspruchung kann sehr gut dosiert werden. Eine Verletzungsgefahr ist bei dosiertem Einsatz praktisch nicht gegeben.

Gymnastik

Bei gymnastischen Übungen ist darauf zu achten, dass sie aus einer sicheren Position, z.B. im Sitzen oder bei sicherer

Abstützung des Oberkörpers, durchgeführt werden, konzentriert und ohne Verkrampfung. Muss erst angestrengt das Gleichgewicht gehalten werden, so wird der Bewegungsablauf verzerrt, und es besteht die Gefahr von Verkrampfungen oder sogar Stürzen. Beim Liegen sollte darauf geachtet werden, dass eine warme Unterlage vorhanden ist und keine Druckstellen am Rücken bestehen.

Krankengymnastik ist wichtig zum gezielten Auftrainieren der Muskulatur bei umschriebener Muskelschwäche oder Bewegungsunsicherheit wegen Kniegelenkserkrankungen.

Gymnastische Übungen haben den Vorteil, dass sie konzentriert und gezielt gemacht werden. Hier können Bewegungsumfang und Muskelanspannung genau dosiert werden. Außerdem kann mit einem gezielten Programm abwechslungsreich die gesamte Muskulatur von Ober- und Unterschenkel trainiert werden.

Skilanglauf

Dieses Ausdauertraining schult besonders die Koordination und steigert die Herz-Kreislauf-Leistung. Es kann gut dosiert werden und stellt eine wechselnde Be- und Entlastung dar, verbunden mit Gleitvorgängen. Es trainiert einen insgesamt ökonomischen Bewegungsablauf. Die konditionelle Vorbereitung richtet sich vor allem auf die Muskulatur. Skilanglauf stellt altersunabhängig eine gute Ausgleichssportart dar mit Beanspruchung des gesamten Körpers. Eine Unsicherheit kann allenfalls von Balanceschwierigkeiten auf den schmalen Langlaufbrettern und schlecht gespurten Loipen ausgehen. Eine dadurch hervorgerufene ungenügende Koordination kann hier Anlass für Stürze sein.

Joggen

Als einfache Sportart, die nahezu überall betrieben werden kann, ist Joggen zum Breitensport geworden. Lauftempo und -länge können beliebig bestimmt werden. Das Kniegelenk kann vorteilhaft in reiner Scharnierbewegung bewegt werden, also durch einfaches Beugen und Strecken. Da nur eine geringe Beugung des Kniegelenks erforderlich ist, ist der Druck auf die Kniescheibe gering, sodass auch bei Erkrankungen des Kniescheibenknorpels sehr bald wieder gejoggt werden kann. Stets sollte man darauf achten, dass man nicht auf zu hartem Boden läuft. Auch weiches Schuhwerk hat auf hartem Boden nur eine reduzierte Dämpffähigkeit, und der Belastungsdruck beim Auftreten wird an das Kniegelenk weitergegeben. Man sollte sicher auftreten, ohne umzuknicken, und Schuhe tragen, die keine Umknickgefahr bergen, etwa dadurch, dass sie abgelaufen und vertreten sind. Der Laufweg sollte eben sein, ohne Geröll und schlüpfrigen Untergrund. Berücksichtigt man diese Gesichtspunkte, ist Joggen relativ gefahrlos.

Sportarten der Gruppe B

Reiten

Belastungen der Kniegelenke durch Sprünge und Renngalopp müssen vermieden werden. Ansonsten kann Reiten in der Regel durchgeführt werden, wenn man davon ausgeht, dass Reiten nicht als neu zu erlernende Sportart begonnen wird, sondern der Geübte auch weiterhin hobbymäßig reitet.

Leichtes Turnen

Wer die Grundregel beherzigt, dass jede Bewegung möglichst unter Vermeidung von Belastung erfolgen sollte und bei Beschwerden die Übungen abzubrechen und in Zukunft zu meiden sind, kann Turnübungen selbstkritisch durchführen.

Viele Patienten verbinden das Turnen mit Geselligkeit. Dadurch besteht auch ein Ansporn zur Leistung.

Vor ausfahrenden und Verdrehbewegungen im Kniegelenk muss gewarnt werden. Die Bewegungen sollten gut kontrolliert und sicher durchgeführt werden. Große Sprungbelastungen, schnelles Anlaufen und Abstoppen sind zu meiden. Es ist individuell unterschiedlich, inwieweit Ausgleichsbewegungen in Hüftgelenk, Wirbelsäule oder auch Sprunggelenken möglich sind, um das Kniegelenk in einem mittleren Beanspruchungsniveau zu halten.

Übungen der Koordination sind besonders hilfreich, zumal sie die Gelenkbeweglichkeit trainieren, die uns im Alltag zwar nicht abverlangt wird, aber eine zusätzliche Sicherheit bei plötzlich auftretenden Belastungen in Alltagssituationen gibt. So können durch gezieltes Muskeltraining auch Schutzmechanismen aufgebaut werden, die im Alltag bei plötzlichen, ungewohnten Belastungen hilfreich sind.

Übungen, die die Gefahr bergen, dass Verletzungen durch Mittrainierende entstehen, sollten vermieden werden. Stets sollten nur kontrollierte Bewegungen durchgeführt werden.

Leichtathletik

Die Leichtathletik fordert für den wettkampfmäßigen Einsatz eine maximale Beanspruchung von Muskulatur und Gelenken. Bei den verschiedenen Disziplinen treten Sprung-, Abbrems- und Verdrehbewegungen des Kniegelenks auf.

Bei Sprungübungen kommt es häufig zu akuten Verletzungen. Da auch die Laufdisziplinen eine maximale Leistungsbereitschaft und Beanspruchung erfordern, muss bei vielen Knieerkrankungen von einem wettkampfmäßigen Leichtathletiktraining abgesehen werden. Für das freizeitmäßige Training können sowohl Lauf-, Sprung- als auch Wurfdisziplinen betrieben werden. Das Ziel ist eine Muskelkräftigung und eine verbesserte Koordination.

Federball / Badminton

Die erforderlichen Positionswechsel können bei Spielgeschwindigkeiten auch zu unkontrollierten Bewegungen mit Verdrehungen im Kniegelenk führen. Schnelle Anlauf- und Abbremsbewegungen sind unvermeidbar. Als nicht leistungs-, sondern hobbymäßiges Spiel kann es durchaus ausgeübt werden und verschafft Bewegung für den gesamten Körper.

Bei einem Spiel im Freien sollte besonders darauf geachtet werden, dass der Untergrund keine Unebenheiten aufweist, damit Stolpern und Wegknicken des Kniegelenks vermieden werden.

Kegeln

Kegeln hat einen relativ monotonen Bewegungsablauf, der für den Muskelaufbau des Kniegelenks wenig hilfreich ist. Ein sportliches Training der Gelenke ist hiermit kaum möglich. Der Körper wird nicht richtig aufgewärmt. Es sind wiederholt kurzzeitige Anstrengungen erforderlich. Wie stark das Kniegelenk gebeugt werden kann oder ob hier ausnahmsweise eine vermehrte Beugung des Rückens stattfindet

– durch Vorbeugen –, muss individuell abgeschätzt werden. Bei Kniegelenksendoprothesen sollte darauf geachtet werden, dass nicht abrupt abgebremst wird und keine Verdrehbewegung im Kniegelenk stattfindet. Um den Abbremsvorgang zu minimieren, sollte die Kugel bereits vor der Linie auf den Weg gebracht werden, damit noch eine kurze Anlaufstrecke besteht und nicht abrupt abgebremst werden muss. In diesem Sinne kann Kegeln als gesellige Veranstaltung ohne negative Auswirkungen gelten.

Bodybuilding

Mit einem ausgewogenen Programm zur Aufschulung der Oberschenkel- und Unterschenkelmuskulatur ohne übermäßige Gewichtsbelastung des Kniegelenks ist Bodybuilding zu empfehlen. Für ein ausgewogenes Training sollten die Muskeln der Oberschenkelvorderseite und -rückseite sowie die Muskeln der Unterschenkelrückseite in der Scharnierbewegung trainiert werden. Die Übungen des Krankengymnastik-Programms sind größtenteils auf das Bodybuilding übertragbar. Man sollte aber stets darauf achten, dass durch die Gewichtsbelastung am Unterschenkel keine zu großen Hebelkräfte auf das Kniegelenk wirken.

Tischtennis

Das hobbymäßig betriebene Tischtennis stellt spielerisch Anforderungen an das Reaktionsvermögen in einem nur begrenzten Bewegungsradius. Auch hierbei treten Anlauf- und Abbremsbewegungen auf, die jedoch eher dosierbar sind, im Gegensatz zum Tennis. Ein Spielen aus dem Stand ist eher möglich. Durch einiges Training können Verdrehbewegungen bewusst vermieden werden.

Golf

Für den Golfschlag kommt es auf die genau erlernte Bewegungsabfolge an. Störungen des Bewegungsablaufs entstehen bei fehlerhafter Schlagtechnik, typischerweise bei unkontrollierten Grasschlägen. Auf die kontrollierte Bewegung des Kniegelenks kann geachtet werden, sodass keine Einschränkung für das Golfen besteht. Als positiv ist die Bewegung auf dem Platz einzustufen. Auf einem 18-Loch-Platz wird eine Distanz zwischen 5 und 6 km zurückgelegt. Ein besonderer Vorteil besteht darin, dass die Gehstrecke über weichen Rasengrund geht.

Sportarten der Gruppe C

Tennis

Tennis hat eine Vielzahl von Bewegungsabläufen. Viele Bewegungen erfolgen abrupt. Es wird sowohl Schnelligkeit gefordert als auch erhebliche Kraft. Verdrehbewegungen und Überstreckbewegungen sind beim Tennis häufig, was ja der Grund für die häufigen Bandverletzungen, Zerrungen und Meniskusschäden ist. Die einzelnen Bewegungen sind nur schlecht dosierbar. Dem Mitspieler wird die Freude am Spiel verdorben, wenn aus Rücksicht auf die verminderte Beanspruchbarkeit des Kniegelenks viele Bälle nicht angenommen werden und ein Tennis aus dem Stand probiert wird.

Hallensportarten (Volley-, Basket-, Handball)

Der Hallenboden stellt eine zusätzliche Belastung für die Beingelenke dar. Während sonst auf Asche, Rasen oder sonstigen Außenböden in Phasen des Antretens und Abbremsens keine sofortige Haftung der Schuhsohle am Boden eintritt, sondern eine kleine, kaum merkliche Rutschbewegung stattfindet, fehlt diese Rutschbewegung in der Halle. Gleichgültig, ob die Halle einen Holz- oder Kunststoffbodenbelag aufweist, die Schuhsohle haftet derart auf dem Boden, dass bei Abbremsbewegungen kein Rutschweg verbleibt, sondern ein abruptes Stehenbleiben die Folge ist. Man stelle sich nur einmal vor, man würde beim Autofahren aus voller Fahrt ohne Bremsweg stoppen. Die Insassen würden mit der gesamten Geschwindigkeit in die Gurte geschleudert. Während also der Fuß keine Möglichkeit der Geschwindigkeitsverzögerung mehr hat und unmittelbar am Boden gehalten wird, macht der Oberkörper noch eine Vorwärtsbewegung. Dies bedeutet, dass Scherbewegungen in den Gelenken auftreten. Das Kniegelenk ist somit besonders belastet.

Volleyball

Durch die Positionierung der Spieler auf dem Spielfeld werden direkte Fremdeinwirkungen durch die Gegenspieler weitgehend vermieden. Das schnelle Spiel bringt jedoch plötzliche Richtungswechsel und Verdrehbewegungen mit besonderer Beanspruchung der Kniebänder mit sich. Da die Sprunghöhe oft mehr als 60 cm beträgt, kann auch hiervon eine Belastung für das Kniegelenk ausgehen.

Basketball

Neben seinen besonderen Anforderungen an die Koordination und den trainierten Bewegungsablauf kann die Laufbe-
wegung an sich knieschonend durchgeführt werden. Eine
Krafteinwirkung mit Scherbeanspruchung und zusätzlicher
Sprungbelastung tritt jedoch durch plötzliches Abbremsen,
Richtungswechsel und Korbwurf auf. Hierbei kommt es auch
zu äußeren Verletzungen durch Fremdeinwirkung, die in
dem Gedränge am Korb und durch die schnellen, kraftvollen
Bewegungen nicht zu vermeiden sind.

Handball

Handball kann als so genannte «schnelle Mannschaftssportart» eingestuft werden, bei der abrupte Bewegungen und plötzliche Richtungswechsel zum Spielablauf gehören. Neben der
Kraft- und Geschwindigkeitseinwirkung auf das Kniegelenk
kommt noch in besonderem Maße die Verletzungsgefahr
durch Fremdeinwirkung der Mit- und Gegenspieler hinzu. So
treten gehäuft Verdrehungen, Prellungen und Stauchungen
des Kniegelenks auf. Auch Verletzungen durch Aufprall des
Kniegelenks auf den Boden beim Torwurf sind spielbedingt
und nur schlecht zu vermeiden, wenn nicht das Spiel selbst
darunter leiden soll.

Kraftsport

Das besondere Training zur allgemeinen muskulären Kräf-
tigung belastet je nach Übungsaufbau das Kniegelenk. Alle
Übungen mit Gewichtsbelastung des Oberkörpers im Stand
bedeuten eine zusätzliche Belastung auch der Kniegelenke
(Gewichtheben). Ein solches einseitiges Krafttraining ist aus-

schließlich auf Muskelkräftigung gerichtet, Koordination und Ausdauer werden nicht trainiert. Wird das Gewicht auch noch aus der Kniebeuge gestemmt, so bedeutet dies eine ganz besondere Belastung für das Kniegelenk. Solche Übungen sind auf jeden Fall streng zu meiden.

Rudern (leistungsmäßig)

Das Kniegelenk wird hierbei in einer reinen Scharnierbewegung beansprucht, mit Beugen und Strecken. Zum kraftvollen Durchstrecken der Kniegelenke gegen Widerstand kommt allerdings eine Gewichtsbelastung hinzu. Dies ist besonders bei Verschleißprozessen im Kniegelenk und an der Kniescheibenrückfläche aufgrund der maximalen Beugung sehr schädlich. Daher muss der leistungsmäßige Rudersport bei Verschleißerscheinungen des Kniegelenks eingeschränkt werden.

Segeln

Das Segeln beansprucht eher den Oberkörper. Die Beine, vor allem die Oberschenkel, werden zum Gegenstemmen eingesetzt. Die Beanspruchung der Kniegelenke wird oft unterschätzt. Plötzliche Balanceakte können zu unkoordinierten Bewegungsabläufen führen. Die Beengtheit des Bewegungsraums im schmalen Schiffskörper kann zu Verdrehungen des Kniegelenks und Anprellverletzungen führen. Bevor mit dem Segelsport begonnen wird, sollte die volle Beweglichkeit und Belastbarkeit auch in Verdrehbewegungen gegeben sein.

Windsurfing

Eine entsprechende Ausrüstung als Kälteschutz gegen den Wind ist Voraussetzung. Wegen der besonderen Anforderungen an die Balance auf dem Wasser sollte nur dann gesurft werden, wenn diese Sportart bereits vor der Verletzung be-herrscht wurde. Vom späteren Erlernen des Surf-Sports mit dem Handicap eines nicht frei beweglichen und voll belastbaren Kniegelenkes ist abzuraten. Der geübte Surfer kann Verdrehbewegungen weitgehend mit Oberkörper und Becken auffangen und das Kniegelenk vorwiegend in Scharnierbewegung beanspruchen. In gefährlicher Brandung oder bei starken Böen sollte Surfen wegen des nicht voll kontrollierbaren Bewegungsablaufs, der plötzlichen Krafteinwirkung und der Erfordernis schneller Gegenreaktion vermieden werden.

Fußball

Fußball darf gerade für jüngere Leute als beliebteste Mannschaftssportart gelten. Auch der Teamgeist trägt hierzu bei. Die Trainingseinheiten zielen vor allem auf die Muskelstärkung und Koordination der Beine.

Die sportartspezifische Beanspruchung des Kniegelenks durch Verdrehbewegungen ist jedoch erheblich. Nicht zuletzt deswegen treten gerade beim Fußball häufig Meniskusverletzungen auf. Ein typischer Verletzungsmechanismus ist die Verdrehbewegung des Oberschenkels auf dem feststehenden Unterschenkel, wie dies besonders bei festem Greifen der Stollen im Rasen der Fall ist. Weitere Verletzungsursachen liegen insbesondere in Fremdeinwirkungen von Mitspielern. Das Kniegelenk wird hierbei ebenfalls großen Kräften von außen ausgesetzt, die es verdrehen, überstrecken oder seitlich verbiegen. Somit verbleibt in jeder Spielposition beim Fußball eine relativ hohe Verletzungsgefahr.

Alpiner Skilauf

Angst, unzureichende Lauftechnik und Waghalsigkeit sind die Hauptursachen für Verletzungen und vermehrte Beanspruchungen der Kniegelenke. Wer schon früher Ski gelaufen ist, somit die Anforderungen an die Koordinationsfähigkeit kennt und eine sichere Fahrtechnik hat, kann auch nach Verletzungen des Kniegelenks in schonender Weise Ski laufen. Dabei sollten hohe Geschwindigkeiten, unebene Pisten und tiefe Kniehocken vermieden werden. Besonders häufig sind Verdrehbewegungen des Kniegelenks durch unkontrollierte Fahrmomente. Eine gewisse Anfälligkeit besteht bei kalter Muskulatur (falsche Skibekleidung und Übermüdung / Überanstrengung). Man sollte sich vor Augen halten, dass Skiunfälle typischerweise am späten Nachmittag vorkommen. Diese Verletzungen sind zum erheblichen Teil der Übermüdung nach ungewohnter Beanspruchung zuzuschreiben. Die verhängnisvollen Abfahrten ereignen sich oft zu Ende des Tages, wenn nochmals unter vollem Einsatz eine Abfahrt gemacht werden soll – auch, um den Skipass auszunutzen –, obwohl die Muskulatur längst überfordert und ermüdet ist.

Extrem-Sportarten

Squash

Als besonders schnelles Spiel stellt Squash erhebliche Anforderungen an die Reaktionsfähigkeit. Außerdem werden Kraft
und Ausdauer für den Spieleinsatz benötigt. Aufgrund der
schnellen Ballwechsel erfordert das Squash-Spiel plötzliche Richtungswechsel mit maximaler Kraft im Antritt und
Abbremsen auf dem Hallenboden. Verdrehbewegungen des
Kniegelenks sind häufig. Darüber hinaus besteht Verletzungsgefahr sowohl aufgrund eigener fehlerhafter Schlagtechnik
als auch durch den Schläger des Gegenspielers. Wegen der
außerordentlichen Belastung sollte Squash bei Verschleißprozessen und anderen Knorpelerkrankungen des Kniegelenks, bei entzündlichen Veränderungen und Bandverletzungen mit Instabilität gemieden werden.

Skateboard

Vom Skateboard-Fahren muss bei Kniegelenkserkrankungen
abgeraten werden. Die besonderen Anforderungen an Koordination, Geschicklichkeit und blitzschnellen Bewegungs-
einsatz erlauben diese Sportart ohnehin nur für den Geübten
und im Kniegelenk voll Belastbaren. Sie darf nur bei maximaler Belastungsfähigkeit ausgeübt werden. Auf jeden Fall
sollten andere Sportarten mit gezieltem Training der Kniegelenksmuskulatur, der Koordination und Belastbarkeit zuvor
und gleichzeitig betrieben werden. Wegen der ohnehin erheblich erhöhten Verletzungsgefahr sollte eine entsprechende
Schutzkleidung getragen werden.

Kampfsportarten

Sportarten zur Selbstverteidigung, wie Boxen, Ringen, Fechten, American Football und Rugby, verlangen eine besondere körperliche Beanspruchbarkeit. Hier muss schnell reagiert und der ganze Körper mit Geschick, Kraft, Härte und Kondition eingesetzt werden. Es treten Maximalbewegungen für verschiedene Gelenke auf. Ruckartige Bewegungen sind die Regel. Gegnerische Einwirkungen und die unphysiologische Bewegungsbeanspruchung, mit Verdrehbewegungen unter Krafteinwirkung und Bewegungen des Gelenks über den normalen Bewegungsumfang hinaus, können zu Verletzungen und schließlich zu übermäßigem Gelenkverschleiß führen. Von diesen Sportarten muss bei Kniebeschwerden strikt abgeraten werden.

Kniebelastung verschiedener Sportarten im Überblick

Geringe Belastung A
Schwimmen
Radfahren
Wandern auf ebenem
Gelände
Standard-Tanzen
Gymnastik
Skilanglauf

Mäßige Belastung B
Reiten
Leichtes Turnen
Leichtathletik
Federball / Badminton
Kegeln
Bodybuilding
Tischtennis
Golf

Deutliche Belastung C
Tennis
Volleyball
Basketball
Handball
Kraftsport
Rudern (leistungsmäßig)
Segeln
Windsurfing
Fußball
Alpiner Skilauf

Extrem-Sportarten
Squash
Skateboard
Kampfsportarten

Medizinische Fachausdrücke rund ums Knie

Antagonist   Gegenmuskel. Es kann sich auch um eine
  Gruppe von Muskeln handeln, die einen Gegenzug aus-
  üben, z. B. sind Streckmuskeln Antagonisten zu Beuge-
  muskeln und umgekehrt.

antiphlogistisch   entzündungshemmend

Arthritis   entzündliche Gelenkerkrankung

Arthrose   Gelenkknorpelverschleiß

Arthrophie   Verschmächtigung eines Organs, z. B. Verminderung der Muskelsubstanz bei Muskelarthrophie

Arthroskopie   Gelenkspiegelung

Arthrotomie   operative Kniegelenkseröffnung

artikulär   ein oder mehrere Gelenke betreffend

autologe Chondrozyten   körpereigene Knorpelzellen

Bursa   Schleimbeutel

Bursitis   Schleimbeutelentzündung

Chondrokalzinose   Verkalkung von Knorpelgewebe,
  auch Pseudogicht genannt

Chondromalazie   Gelenkknorpelerweichung, auch als
  graduelle Einstufung für die Arthroseklassifizierung
  gebräuchlich

Differenzialdiagnose   Unterscheidung und Abgrenzung
  einander ähnlicher Krankheitsbilder

Distorsion   Verstauchung

Dolor   Schmerz

dorsal   hinten

Dränage   Schlauch zur Ableitung von Blut oder Erguss
   aus dem Gelenk nach einer Operation

Eminentia interkondylaris   Kreuzbandhöcker auf der
   Schienbeinkopfgelenkfläche
Endoprothese   künstliches Gelenk

Facette   bei der Kniescheibe für die innen- und außenseitige
   Kniescheibengelenkfläche verwendet
femoral   am Oberschenkelknochen
Femur   Oberschenkelknochen
Fibula   Wadenbein
Fossa intercondylaris   Kreuzbandgrube (des Oberschenkel-
   knochens)
Fraktur   Knochenbruch

Ganglion   zystenartige Auftreibung von Gewebe,
   z. B. Meniskusganglion, Kniegelenkskapselganglion
Giving-way-Phänomen   Nachgeben des Kniegelenks
   bei Belastung, auch schmerzbedingt möglich
Gonarthrose   Arthrose des Kniegelenks

Hämatom   Bluterguss
Hyperuricämie   Gicht

Indikation   Entscheidung zu einer bestimmten Maßnahme
Injektionstherapie   Spritzenbehandlung
Insuffizienz   Leistungsschwäche
intramuskulär   innerhalb eines Muskels, z. B. bei Injektionen
   Spritze in den Muskel
intravenös   innerhalb einer Vene

Kondylen Knorren der Oberschenkelrolle

Kontraindikation Gegenanzeige zu einer bestimmten Maßnahme, sodass von deren Anwendung abgesehen wird

Kontraktur Verkürzung und Schrumpfung, z. B. kann ein
Muskel *kontrakt* (verkürzt) sein und somit zu einer Gelenk-
fehlstellung führen.

Kontusion Prellung

Lachman-Test Untersuchungsverfahren zur Prüfung eines
Kreuzbandschadens

lateral außenseitig

Ligament (Lig.) Band

Lig. cruciatum anterius (LCA) vorderes Kreuzband

Lig. collaterale laterale äußeres Seitenband

Lig. collaterale mediale inneres Seitenband

Lig. cruciatum posterius (LCP) hinteres Kreuzband

Luxation Ausrenkung

medial innenseitig

Meniskektomie Meniskusentfernung (in der Regel nur
teilweise)

Mikrotraumata kleinste Verletzung

Mobilisation Bewegung

Myogelose umschriebene Muskelverhärtung

Ödem Ansammlung von Gewebsflüssigkeit, oft stauungs-
bedingt im Bereich der Unterschenkel

Osteochondrosis dissecans Abgrenzung eines Knorpel-
Knochenstückes aus der Gelenkfläche

Osteophyten Knöcherne Ausziehung am Rand der Gelenkfläche bei Arthrose, so genannte «Randzacken»

Pannus   Bindegewebswucherung, die vom Rand her auf die
Gelenkfläche wächst und den Gelenkknorpel zerstört, vor
allem bei rheumatischen Erkrankungen

Patella   Kniescheibe

Patellaluxation   Kniescheibenverrenkung

Pivot-Shift-Phänomen   Verschiebung des Kniegelenks als
Zeichen für eine Instabilität bei Kreuzbandschaden

Plica synovialis   s. Synovialisfalte

Probenexzision (PE)   Entnahme einer Gewebsprobe

Punktion   Abziehen von Flüssigkeit, z. B. Kniegelenkspunk-
tion, um Kniegelenksflüssigkeit aus dem Gelenk heraus-
zuziehen

Resektion   operative Entfernung

Ruptur   Riss, Zerreißung

Schubladen-Test   Untersuchungsverfahren zur Prüfung
eines Kreuzbandschadens

Symptom   Zeichen einer Erkrankung

Syndrom   Krankheitsbild, das sich aus verschiedenen
Symptomen zusammensetzt

Synovektomie   siehe Synovialektomie

Synovia   Gelenkschmiere

Synovialektomie   Entfernung der Gelenkschleimhaut

Synovialis   Schleimhaut als Innenauskleidung der Gelenkkapsel

Synovialisfalte   Schleimhautfalte, die unterschiedlich stark
ausgeprägt sein kann und beim Durchbewegen des Kniegelenks stören kann

Synovialitis   Entzündung der Gelenkschleimhaut

Thrombose   Gerinnung von Blut in den Venen zu Verklum-
pungen, die sich lösen können und eine Lungenembolie
mit Zusetzen von Blutgefäßen der Lunge verursachen können

Tibia   Schienbein

Trauma   Verletzung

Tuberositas tibiae   Höcker am Schienbeinkopf, an dem das
Kniescheibenband ansetzt

Tumor   in der Regel allgemein für Schwellung gebräuchlich,
ohne dass dies eine bösartige Schwellung bedeutet

Ventral   vorne

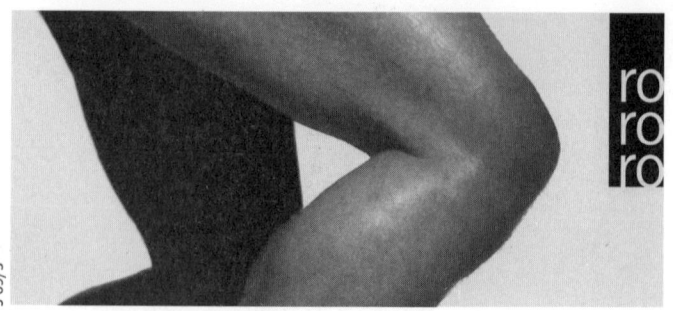
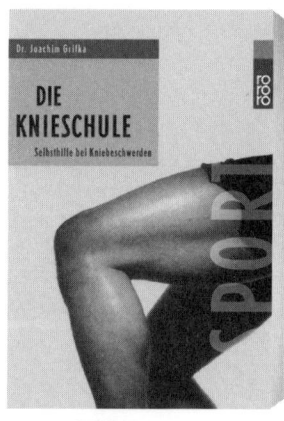